Amel Ouyahia

La rubéole en Algérie réalités et perspective

Amel Ouyahia

La rubéole en Algérie réalités et perspective

enquête chez la femme en age de procréer

Presses Académiques Francophones

Impressum / Mentions légales
Bibliografische Information der Deutschen Nationalbibliothek: Die Deutsche Nationalbibliothek verzeichnet diese Publikation in der Deutschen Nationalbibliografie; detaillierte bibliografische Daten sind im Internet über http://dnb.d-nb.de abrufbar.
Alle in diesem Buch genannten Marken und Produktnamen unterliegen warenzeichen-, marken- oder patentrechtlichem Schutz bzw. sind Warenzeichen oder eingetragene Warenzeichen der jeweiligen Inhaber. Die Wiedergabe von Marken, Produktnamen, Gebrauchsnamen, Handelsnamen, Warenbezeichnungen u.s.w. in diesem Werk berechtigt auch ohne besondere Kennzeichnung nicht zu der Annahme, dass solche Namen im Sinne der Warenzeichen- und Markenschutzgesetzgebung als frei zu betrachten wären und daher von jedermann benutzt werden dürften.

Information bibliographique publiée par la Deutsche Nationalbibliothek: La Deutsche Nationalbibliothek inscrit cette publication à la Deutsche Nationalbibliografie; des données bibliographiques détaillées sont disponibles sur internet à l'adresse http://dnb.d-nb.de.
Toutes marques et noms de produits mentionnés dans ce livre demeurent sous la protection des marques, des marques déposées et des brevets, et sont des marques ou des marques déposées de leurs détenteurs respectifs. L'utilisation des marques, noms de produits, noms communs, noms commerciaux, descriptions de produits, etc, même sans qu'ils soient mentionnés de façon particulière dans ce livre ne signifie en aucune façon que ces noms peuvent être utilisés sans restriction à l'égard de la législation pour la protection des marques et des marques déposées et pourraient donc être utilisés par quiconque.

Coverbild / Photo de couverture: www.ingimage.com

Verlag / Editeur:
Presses Académiques Francophones
ist ein Imprint der / est une marque déposée de
OmniScriptum GmbH & Co. KG
Heinrich-Böcking-Str. 6-8, 66121 Saarbrücken, Deutschland / Allemagne
Email: info@presses-academiques.com

Herstellung: siehe letzte Seite /
Impression: voir la dernière page
ISBN: 978-3-8416-2828-2

Copyright / Droit d'auteur © 2013 OmniScriptum GmbH & Co. KG
Alle Rechte vorbehalten. / Tous droits réservés. Saarbrücken 2013

La rubéole en Algérie
Réalités et perspectives

Pr Amel Ouyahia

« *L'âme du monde se nourrit du bonheur des gens, de leur malheur, de l'envie, de la jalousie. Accomplir sa légende personnelle est la seule et unique obligation des hommes. Tout n'est qu'une seule chose. Et quand tu veux quelque chose, tout l'univers conspire à te permettre de réaliser ton désir. Une quête commence toujours par la chance du débutant et s'achève toujours par l'épreuve du conquérant* ».

Paulo Coelho «L'Alchimiste »

Remerciements

A monsieur le Professeur Abdelaziz Segueni , professeur en maladies infectieuses à la faculté de médecine de Constantine , pour sa direction avisée, fidèle et exigeante tout au long de mon travail ainsi que pour sa confiance et son soutien.
Tout ce qui est présenté dans cet ouvrage lui doit énormément.

A monsieur le professeur Abdelmadjid Lacheheb , professeur en maladies infectieuses à l'universite Ferhat Abbes faculté de médecine , Sétif

A monsieur *le* Professeur Slimane Laouamri, *professeur en épidémiologie* à l'universite Ferhat Abbes faculté de médecine.

A monsieur le professeur Rabeh Ait Hamouda , *professeur en maladies infectieuses* à la faculté de médecine de Batna

A l'éternel Dieu tout puissant, secours, qui ne manque jamais à mon appel.

A maman Puisse Dieu, le tout puissant, l'avoir en sa sainte miséricorde.

A mon cher papa, Que Dieu te protège et te prête bonne santé et longue vie.

A mon cher mari, le docteur Kouicem Hichem .

A mes adorables enfants, Aya Tinhinane , Mohamed Safir et Adem Ranim .

A ma chère sœur Wided Hakima.

A la mémoire de ma très chère amie Meriem Maza qui nous a quittés en septembre 2007. Que Dieu t'accorde sa miséricorde.

A tous mes amis …

Sommaire

Introduction 9

Partie théorique 13
1. *Historique* 14
2. *Agent causal* 15
   - 2.1. Classification 15
   - 2.2. Structure et morphologie 15
   - 2.3. Génotypes 16
3. *Immunologie* 17
   - 3.1. Primo-infection 17
     - 3.1.1. Réponse immunitaire humorale 17
     - 3.1.2. Réponse immunitaire cellulaire 18
   - 3.2. Réinfections rubéolique 18
4. *Transmission de la rubéole acquise* 19
5. *Impact chez la femme en âge de procréer* 20
   - 5.1. Clinique 20
     - 5.1.1. Incubation 20
     - 5.1.2. Invasion 20
     - 5.1.3. Phase d'état 21
   - 5.2. Diagnostic de l'infection rubéolique chez la femme en âge de procréer ..22
     - 5.2.1. Isolement du virus 23
     - 5.2.3. Réaction d'inhibition de l'hémagglutination (IHA) : 24
   - 5.3. Traitement. 30
     - *5.3.1. Prévention.* 31
6. *Impact sur la procréation* 31
   - 6.1. Prévalence 31
   - 6.2. Transmission materno-fœtale de l'infection à rubéole 33

- 6.3. Impact sanitaire chez le nouveau né : 35
  - 6.3.1. L'embryopathie rubéolique 36
  - 6.3.2. La fœtopathie 37
  - 6.3.3. Rubéole congénitale à début tardif 38
- 6.4. Diagnostic 38
  - 6.4.1. Diagnostic anténatal (DAN) 39
  - 6.4.2. Diagnostic postnatal de l'infection congénitale 41
- 6. 5. Traitement : 42
  - 6.5.1. Prise en charge de la gestante après contage rubéoleux 42
  - 6.5.2. Vaccination 42
- Etude pratique 45

1. Matériel et méthodes 46

- 1.1. Cadre de l'étude 46

2. Protocole d'étude 48

- 2.1. Objectifs : 48
- 2.2. Matériel d'étude : 48
  - 2.2.1. Type de l'étude : 48
  - 2.2.2. Population d'étude 48
- 2.3. Méthodes d'étude : 49
  - 2.3.1. Modalités de l'échantillonnage : 49
- 2.4. Techniques statistiques utilisées 50
- 2.5. Déroulement de l'étude 50
  - 2.5.1. Recueil des données 51
- 2.6. Exploitation des données 52
- 2.7. Techniques sérologiques utilisées 52

3. Résultats 54

- 3.1. La séroprévalence de la rubéole 55
- 3.2. Sérologie de la rubéole : taux des IgG. 56

3.3. Séroprévalence de la rubéole Selon l'âge. 58

3.4. Séroprévalence de la rubéole Selon les caractéristiques socio - démographiques. 59

3.5. Séroprévalence de la rubéole selon les antécédents cliniques de la population. 62

3.6. Séroprévalence de la rubéole Selon les antécédents de troubles évolutifs de la grossesse 63

3.7. Séroprévalence de la rubéole selon le motif de consultation : 64

3.8. Etude des femmes gestantes. 65

   3.8.1. Séroprévalence de la rubéole et grossesse actuelle. 65

   3.8.2. Séroprévalence de la rubéole Selon l'âge de la grossesse actuelle. 66

   3.8.3. Séroprévalence de la rubéole chez les gestantes et statut sérologique antérieur. 67

   3.8.4. Séroprévalence de la rubéole selon les caractéristiques individuelles des gestantes 68

4. Commentaires *69*

5. Conclusion et perspectives *76*

   5.1. Mesures préventives: 76

Introduction

La santé de la mère et de l'enfant est une des grandes préoccupations mondiales. L'avenir sanitaire de la société dépend de la santé des enfants d'aujourd'hui et de celle de leurs mères, qui sont les garantes de cet avenir [1]. La mise en place de programmes de santé publique destinés à améliorer la santé des femmes et des enfants a vu le jour en Europe vers la fin du XIXe siècle. Les gouvernements estimaient que la santé déficiente des enfants de leur nation sapait leurs aspirations culturelles et militaires [2].

L'Organisation internationale du Travail a proposé en 1919 de prendre des mesures législatives pour protéger la maternité des travailleuses ; en 1948, l'Organisation des Nations Unies a fixé obligation d'assurer « une aide et une assistance spéciales » aux mères et aux enfants. La santé mère enfant avait alors atteint une dimension internationale.

La connaissance du statut sérologique de la femme en âge de procréer vis à vis d'un certain nombre de maladies à transmission verticale est d'une importance capitale ; en effet il est établi que toute infection survenant chez une femme enceinte est susceptible d'être transmise au fœtus et être à l'origine d'avortement spontané, de prématurité, d'embryo-fœtopathie et d'une lourde mortalité. A ce propos, le rapport March of Dimes 2006 [3], indique que quelque 3,3 millions d'enfants de moins de 5 ans meurent annuellement à cause de sérieuses malformations congénitales, le même rapport, souligne qu'environ 3,2 millions parmi ceux qui survivent peuvent être handicapés mentalement ou physiquement pour la vie[3].

A l'échelle mondiale, la prévalence de toutes les malformations congénitales révèle que 82 sur 1.000 naissances surviennent dans les régions à bas revenu et moins de 39,7 sur 10.000 naissances dans les régions à revenu élevé[3].

Parmi les agents pathogènes qui ont retenu davantage l'attention des obstétriciens, des néonatologues et des infectiologues de part le risque de transmission verticale et de leur impact sur l'évolution de la grossesse et / ou la genèse de pathologies congénitales et néonatales graves :

- Des agents transmissibles pendant la grossesse et responsables d'effets tératogènes ou d'une maladie fœtale tel que le virus de la rubéole, le Toxoplasma gondii, le Treponema pallidum.

- Des agents transmissibles en fin de grossesse et pendant l'accouchement, entraînant une maladie infantile, souvent plus sévère que la forme adulte : tel que le VIH, le virus de l'hépatite B.

Le risque de voir apparaître une infection congénitale due à ces agents infectieux dans une population donnée est variable, et dépend du nombre de femmes en âge de procréer réceptives, de la circulation du germe dans la communauté, de l'utilisation de moyens préventifs.

La survenue d'une **rubéole** chez la femme séronégative, avant la 12ème semaine d'aménorrhée est responsable d'une atteinte fœtale et des embryo fœtopathies fatales dans 90 à 100% des cas, incluant des malformations cardiaques (persistance du canal artériel ou hypoplasie de l'artère pulmonaire), des anomalies de l'oreille interne entraînant une surdité uni- ou bilatérale, des atteintes oculaires (cataracte, rétinopathie ou microphtalmie) ou du système nerveux central. Un retard de croissance est fréquemment associé à la fœtopathie.
Il n'existe pas de traitement antiviral actif contre le virus de la rubéole ; ce qui justifierait, à ce stade, une interruption thérapeutique de grossesse.

.

Nous sommes confrontés à une épidémie invisible ; dans certains pays du Maghreb, Ces infections évitables, sont dépistées dans le cadre du bilan prénuptial chez toute femme en âge de procréer, malheureusement cette attitude n'est pas adoptée par notre pays.

Ainsi, et Compte-tenu :

- du risque variable mais universel que représente, la rubéole, pour la santé reproductive (infection congénitale et néonatale) et des conséquences d'une telle contamination.
- de données épidémiologiques internationales très variables et difficilement transposables ;
  - du manque d'information au plan nationale et de son inexistence dans notre région ;
  - de l'absence de politique d'intervention susceptible de contribuer à l'amélioration de nos connaissances ;

bien que toutes ces raisons qui motivent notre intérêt grandissant envers cette maladie soient suffisantes pour que nous emboîtions le pas, nous pouvons leur ajouter l ;existence de méthodes de diagnostic performantes et rapides ainsi que des programmes d'interventions qui permettent de limiter le nombre de nouveaux cas, (prévention primaire ou secondaire) et de réduire les conséquences d'une infection (prévention tertiaire).

Rappelons que la connaissance de l'épidémiologie de ces maladies dans un milieu est un préalable et un corollaire à toute intervention sur le terrain et que l'utilisation des données épidémiologiques provenant d'autres milieux n'est pas recommandée si l'on considère la grande variabilité des résultats documentés jusqu'à maintenant, ce qui a motivé notre choix d'évaluer la séroprévalence de la rubéole chez la femme en âge de procréer dans la wilaya de Sétif et plus précisément dans les communes de Sétif et Ain El Kébira .

Nous espérons que cette étude puisse permettre :

- de compléter les connaissances des professionnels de santé sur la rubéole

- de disposer d'informations temporelles, spatiales, cliniques et comportementales concernant les femmes en âge de procréer dans les communes de Sétif et Ain El Kébira.

- d'orienter les campagnes d'intervention et d'éducation sanitaire afin de sensibiliser les populations à risque de ces pathologies.

- de définir la priorité en terme de moyens locaux.

- de générer des hypothèses de recherche.

- de contribuer à l'amélioration de l'état de santé de toute femme en âge de procréer et de sa procréation.

PARTIE THEORIQUE

1. Historique.

La rubéole, a longtemps été confondue avec d'autres causes d'exanthèmes, elle a été décrite comme une maladie distincte au milieu du XVIII ème siècle (dans les années 1800). Le terme de rubéole (*rubella*) **Rubellus** : **rougeâtre** a été substitué à celui de *Rötheln* par **Veale**, en 1866. Pendant plus d'un siècle, la rubéole a été considérée comme une maladie infantile bénigne. Sir **Norman McAllister Gregg**, pédiatre australien, ophtalmologiste, établissait pour la première fois un lien entre la survenue de cataracte congénitale chez des enfants et l'infection rubéolique de leur mère en cours de grossesse (68 des 78 nouveau nés ayant une cataracte avaient été exposes in utéro au virus de la rubéole) [4]. sa publication n'eut pas l'impact escompté, il fut écrit dans le *Lancet* en 1944:", *Gregg did not prove his case"*

Cette relation causale fut définitivement confirmée à la suite de l'épidémie de rubéole qui en 1964 ayant débuté en Europe s'est répandue aux Etats Unis, causant plus de 12 millions de cas de rubéole, résultant en 11.000 cas de fausses couches, enfants morts-nés ou avortements et en la naissance de 20.000 enfants atteints de syndrome de rubéole congénitale.

Quelques années plus tard, la triade caractéristique, appelée parfois triade de Gregg, associant à une cataracte congénitale des malformations auditives et cardiaques, allait être reconnue comme le résultat d'une infection rubéoleuse en cours de grossesse. Le virus de la rubéole a été isolé dans des cultures de tissus en 1962, suivi en 1965 par la découverte de l'hémagglutinine et de la première souche de vaccin développé aux états unis (souche HPV77).Cette épidémie et ses conséquences délétères amenèrent les gouvernants à mettre en place, dés 1969, une politique vaccinale de prévention de l'infection rubéolique aux états-Unis.

2. Agent causal

2.1. Classification

Le virus de la rubéole est membre de la famille des Togaviridae et le représentant unique du genre Rubivirus[5]. La famille comprend actuellement trois autres genres (Alphavirus, Flavirius et Pestivirus). Contrairement à la majorité des togavirus, il n'a pas de réservoir chez les invertébrés, l'homme étant le réservoir naturel du virus de la rubéole. Un seul sérotype du virus a été identifié.

2.2. Structure et morphologie

Le virion consiste en une capside icosaédrique de 60 à 70 nm de diamètre, entourée d'une enveloppe lipidique, dite « toge », avec glycoprotéines [5].

Le génome contient un acide ribonucléique (ARN) linéaire monocaténaire, composé d'approximativement 10 000 nucléotides [6] , il code pour 5 protéines dont une protéine de capside (C) et deux autres glycoproteines (El et E2). L'enveloppe est constituée d'une bicouche lipidique, pourvue de spicules de 6 à 8 nm (glycoprotéines E1 et E2) [7] .

L'utilisation d'anticorps monoclonaux a permis de préciser leur fonctionnalité.

E1 est impliqué dans 2 activités [6] :

Attachement du virus à la surface des globules rouges ;

Initiation à l'infection - absorption et fixation sur des récepteurs cellulaires.

Le virus de la rubéole se fixe à la surface cellulaire par l'intermédiaire des glycoprotéines virales de l'enveloppe, qui interagissent avec des récepteurs cellulaires dont la nature est mal connue [8] et bien que l'attachement de RV à ses cellules hôtes soit rapide, l'internalisation est lente [9].

2.3. Le cycle de réplication

a lieu dans le cytoplasme suivant un processus habituel aux virus enveloppés, le virion rubéoleux quitte la cellule-hôte par un processus de bougonnement ; celui-ci peut revêtir deux modalités : au niveau de la membrane cytoplasmique, et à l'intérieur du cytoplasme au niveau des saccules de l'appareil de golgi. La protéine virale qui induit les anticorps protecteurs est essentiellement la glycoprotéine de l'enveloppe E1. Le rôle protecteur des anti-E2 est incertain. La protéine de capside C, quant à elle, n'induit pas d'anticorps protecteurs.

Il n'existe qu'un type antigénique de Rubivirus, et toutes les souches isolées dans le monde présentent un caractère homogène. Cette intéressante propriété conditionne l'immuno épidémiologie, elle facilite également l'immunisation artificielle.

On distingue d'autre part deux antigènes principaux : l'antigène fixant le complément (FC) et l'antigène hémagglutinant (HA) ; Il existe aussi des antigènes précipitants [6]. L'antigène FC est constitué par deux types de particules, séparables par filtration sur gel. L'antigène HA correspond aux spicules de l'enveloppe.

Ces spicules ont la propriété de se fixer sur des récepteurs situés sur la membrane cytoplasmique des cellules. La fixation sur des globules rouges donne lieu au phénomène d'hémagglutination. Comme chez les autres Togaviridae, l'hémagglutination du rubivirus est sensible au pH ce qui nécessite quelques précautions techniques pour l'exécution des réactions sérologiques d'inhibition de l'hémagglutination. Le virus de la rubéole n'est pas très stable dans l'environnement extérieur et les désinfectants l'inactivent aisément.

Il ne persiste pas longtemps dans l'environnement sa demi-vie est de 1 à 2 heures à 37°C. Il est aussi rapidement inactivé à 56 °C, mais son déclin est plus lent à 37 °C.

Le virus peut être stocké plusieurs jours en présence de protéines à 4 °C et, pour des intervalles prolongés, à moins de 60 °C. Tous les agents qui extraient les lipides dénaturent les protéines ou altèrent les acides nucléiques, inactivant le virus.

2.4. Génotypes

Les études récentes de l'épidémiologie moléculaire du virus de rubéole dans le monde entier ont indiqué qu'il y a deux génotypes qui ont été classifiés en 2004 lors de la réunion d'OMS [10].

Ces génotypes présentent une variabilité génétique entre 8-10% et que le génotype I circule presque dans le monde entier, alors que le génotype II est un prototype asiatique limité au continent asiatique.

Le génotype I (RGI) avec ses 7 clades (A, G). : 1b, les 1C, le 1D, le 1E, le 1F, les 2A et les 2B comme confirmés et 1a, les 1g et les 2c comme temporaire, distribués en Europe, Asie, et l'Amérique du nord.

Clade 1a distribué à l'échelle mondiale dans les années 60 et 70, presque disparu depuis 1980.

Le génotype 1b principalement distribué en Europe ; clade 1C dans les continents américains du nord et Du sud ; Le 1D distribué principalement en Asie ; le clade 1F limité en Chine ; Le 1E semble dérivé du 1D prédominant dans le monde entier depuis 1997 [11].

Le clade 1g dérivé du génotype 1b et est distribué en Europe et aux Amériques.

Le Clade 2A est limité en Chine et 2B Eurasia et en Afrique.

Le clade c a été trouvé en Russie.

Le génotype II (RGII) est retrouvé en Asie (la Chine et l'Inde), et plus récemment en Italie[11].

3. Immunologie

3.1. Primo-infection

3.1.1. Réponse immunitaire humorale

La multiplication virale et sa dissémination dans l'organisme précèdent la maladie. La détection d'anticorps sériques dirigés contre le virus de la rubéole est donc possible quelques jours seulement après le début des symptômes.Les anticorps antirubéoliques, apparaissent dès l'éruption (IgM, IgA et IgG) et augmentent en 3 jours à 3 semaines.Les IgM décroissent en 3 à 8 semaines, mais peuvent aussi persister plus longtemps (rarement toutefois après 15 semaines après l'infection).

Les IgA sont toujours présentes au moment des signes cliniques et peuvent persister plus longtemps que les IgM spécifiques. L'IgA semble se limiter à la sous-classe IgA1.Les IgG atteignent un plateau de taux et de durée très variable.

3.1.2. Réponse immunitaire cellulaire

L'immunité cellulaire qui se développe face à l'infection rubéolique peut être appréciée par des tests de transformation lymphocytaire, l'étude de la sécrétion d'interféron ou de facteurs inhibant la migration des macrophages ou de cytokines.
Ainsi, les lymphocytes périphériques de sujets immuns réagissent plus précocement que ceux de sujet non exposés au virus de la rubéole.

3.2. Réinfections rubéolique

La primo-infection rubéolique guérit en laissant une immunité durable. Cependant, les réinfections ne sont pas exclues. Il s'agit surtout d'une réaction du système immunitaire. La réinfection par le virus de la rubéole est possible et elle se produit plus souvent chez les personnes qui ont acquis leur immunité par la vaccination que chez celles qui ont fait la maladie naturelle. les IgG augmentent de façon importante, mais les IgM augmentent peu ou pas du tout, contrairement à ce qui se passe dans une primo-infection où les IgM augmentent beaucoup.

L'investigation des individus exposés à des cas de rubéole durant les épidémies a montré que 50 % des personnes vaccinées avec les anciens vaccins et 5 % de celles qui ont fait l'infection naturellement feraient une réinfection lorsqu'elles sont exposées au virus [12]. La réinfection est habituellement asymptomatique [13] et s'accompagne rarement d'une virémie [14].

Cependant quelques cas de réinfections rubéolique pendant la grossesse ayant entraîné des rubéoles congénitales mal formatives ont été rapportées [15-18] ; toutefois, aucun cas de malformation n'a été décrit après la 12e semaine d'aménorrhée (SA) [19]. L'étude de ces réinfections montre qu'elles surviennent aussi bien chez les femmes qui, antérieurement à la réinfection, avaient des titres élevés d'Ac que chez celles qui avaient des titres faibles. En fait, il n'y a pas de relation directe entre le titre d'Ac et la protection. En effet, La raison pour laquelle certaines femmes font une réinfection avec une virémie suffisante pour induire une infection fœtale n'est pas connue. Il est possible qu'existe, dans ces cas-là, une anomalie quantitative et/ou qualitative de la réponse immunitaire humorale et/ou cellulaire.

Pour définir les risques associés à une réinfection, les critères suivants sont nécessaires [20] :

- L'augmentation du titre d'Ac, en présence ou non d'une réponse de l'immunoglobuline (Ig) M spécifique, dans un contexte de contage rubéolique, chez un sujet antérieurement immunisé.

Si les échantillons sériques prélevés avant la réinfection ne sont pas disponibles pour être testés, l'évidence d'une immunité antérieure est acceptée si des résultats positifs préalablement à la réinfection ont été observés sur deux échantillons sériques différents, ou s'il y a eu un contrôle sérologique positif suite à une vaccination.

4. Transmission de la rubéole acquise

Le virus de la rubéole, du fait de son enveloppe qui le rend sensible aux solvants organiques, aux détergents mais aussi à la température a une transmission inter humaine directe par inhalation de particules infectantes.

L'homme constituant son seul réservoir connu, ce virus ubiquitaire se transmet tout au long de l'année à bas bruit et engendre un pic épidémique au printemps dans l'hémisphère nord et les zones tempérées.

Avant l'ère de la vaccination, des épidémies de plus vaste envergure étaient observées à travers le monde avec une périodicité de 10 à 30 ans. Leur origine, encore à ce jour mystérieuse, a été l'objet de nombreuses controverses (souche virale plus virulente, susceptibilité particulière de l'hôte, population plus réceptive, etc.).

Après pénétration, le virus diffuse par voie lymphatique ou au cours d'une virémie transitoire vers les ganglions lymphatiques régionaux lieu de la multiplication virale. Sept à neuf jours après la contamination, les virus sont présents dans la circulation sanguine qui les achemine vers de multiples tissus. La virémie atteint son pic entre le 10 e et le 17ème jour pour se terminer au moment de l'éruption maculo papuleuse qui survient en général 16 à 18 jours après le contage infectant.

Pendant ce temps, le virus est excrété massivement dans les secrétions nasopharyngées ou il est présent pendant les 2 semaines qui cernent l'éruption. De ce fait, la personne infectée est contagieuse de 7 jours avant à 7 jours après cette éruption.

Les nouveau-nés infectés, sont source de contagion pendant 6 mois.

La virémie précède l'éruption d'une semaine. Celle ci marque la fin de la virémie et le début de l'apparition des anticorps spécifiques qui augmentent rapidement dans les deux semaines suivantes, en effet, l'éruption apparaît en même temps que la production d'anticorps (Ac) et serait liée à la formation de complexes immuns.

5. Impact chez la femme en âge de procréer

La rubéole acquise est une maladie le plus souvent bénigne. Près de 20 % des infections sont subcliniques et sont à même d'être non reconnues *[21]*.

5.1. Clinique

5.1.1. Incubation

La phase d'incubation va durer de 12 à 23 jours avec une médiane à 14-18 jours. Elle est cliniquement muette ; cependant les adénopathies peuvent être présentes une semaine avant l'éruption.

5.1.2. Invasion

D'une durée brève, de 1 à 3 jours, la période d'invasion, peur être responsable de quelques signes cliniques, discrets ; qui attirent rarement l'attention du patient, un syndrome fébrile modéré avec hyperthermie inférieure à 38°, myalgies, vague malaise général. Cependant, les adénopathies sont déjà présentes et il peut exister un énanthème discret sous la forme de pétéchies sur le voile du palais (taches de Forscheimer), non pathognomonique.

5.1.3. Phase d'état

- **L'exanthème** débute classiquement à la face où les éléments très rapprochés confèrent un aspect cramoisi, parfois associé à une injection conjonctivale et un petit coryza. Il gagne ensuite, en 24 heures ou moins, le reste du corps sans ordre ni symétrie. Il prédomine cependant dans la région cervicale, au niveau du tronc, notamment le bas du dos et les fesses, de la racine des membres, des plis de flexion. Il reste discret sur l'abdomen et les membres, et respecte les aires palmo-plantaires, le cuir chevelu, les creux axillaires et poplités .Cet exanthème, jamais prurigineux, exacerbé par la chaleur, le bain chaud, peut évoluer par poussées successives.

Classiquement morbiliforme le premier jour, fait de petites maculo- papules, claires rosées, scarlatiniforme le deuxième jour, surtout au niveau des membres supérieurs, il disparaît au troisième jour chez l'enfant ou plus tard chez l'adulte, du 5e au 7e Jour , parfois par le biais d'une très grande variété d'aspect de l'éruption compte tenu de sa rapidité d'évolution, de son caractère généralisé ou localisé, ou de son intensité *[21]*

- **Les adénopathies** qui, par leur grande fréquence, constituent le meilleur signe, apparaissent durant la période d'invasion, 7 jours avant l'éruption et peuvent persister 10 à 14 jours après, et peuvent constituer le seul signe clinique [20].

Ces adénopathies de volume moyen, sont légèrement sensibles à la pression, mobiles, touchant toutes les chaînes ganglionnaires, prédominant cependant dans la région cervicale postérieurs, notamment en région sous-occipitale et retro-auriculaire.

- En règle l'état général est conservé. Les signes généraux sont discrets.

La fièvre inconstante, éphémère, généralement modérée, disparaît pendant l'éruption.

- La splénomégalie, rare, est de volume très modéré et son diagnostic est difficile.

- Les arthralgies et l'arthrite sont la complication la plus commune de la rubéole postnatale ; Rares en période pubertaire, elles peuvent atteindre jusqu'à 60 % des adultes de sexe féminin, elles persistent 3 à 4 jours en règle générale, occasionnellement plus de 1 mois [22], le virus a été isolé dans le liquides synoviale de personnes souffrant d'arthrites chroniques.

Cette description traditionnelle ne doit pas faire oublier que dans 50 % des primo-infections rubéolique il n'y a pas apparition de rash[20] et que l'éruption, lorsqu'elle est présente, peut revêtir de très nombreux aspects non spécifiques (polymorphe, purpurique, scarlatiniforme, morbiliforme).

De fait, seul le diagnostic virologique, en particulier sa composante sérologique, apportera les preuves de l'infection rubéolique.

- Comme beaucoup d'infections virales **Les complications graves** sont très rares plus fréquemment présentes chez l'adulte que chez l'enfant : hémorragie secondaire à une thrombocytopénie ou une vasculite dans 1 cas sur 3 000, encéphalite dans 1 cas sur 5 000 [23].

Des cas de polyradiculonévrites type **Guillain barré** ont été rapportés [24,25].

Il n'y a pas de preuve que la maladie soit particulièrement grave chez les personnes qui ont une déficience immunitaire congénitale ou acquise.

5.2. Diagnostic de l'infection rubéolique chez la femme en âge de procréer :

5.2.1. Isolement du virus, Le diagnostic définitif de l'infection par la rubéole requiert une identification virale [21]. Le virus peut être isolé dans la gorge, l'urine, le liquide amniotique ou céphalorachidien, dans les leucocytes ou à partir de biopsies. Le virus peut être cultivé dans certaines souches cellulaires, telles que la RK-13 (rein de lapin), la BHK (rein de bébé hamster) ou les cellules de Vero (rein du singe vert africain). Ces cultures ne sont pas très adaptées, de par la lenteur de la croissance et l'absence d'effets cytopathologiques manifestes. La faible sensibilité et la lenteur de cette méthode (3 à 4 semaines) expliquent que la culture virale soit rarement utilisée de nos jours pour le diagnostic de routine[21].

La détection de l'ARN de la rubéole, effectuée par transcription inversée (reverse transcription-PCR (RT-PCR) suivie d'une amplification par *polymerase chain reaction* (PCR), est à la fois plus sensible et spécifique. Qui plus est, les résultats sont disponibles en moins de 24 heures, alors que l'isolement du virus peut prendre jusqu'à 4 semaines [26]. Dans le cas d'une rubéole acquise, il se fait par à partir de prélèvements de gorge et de nez à pratiquer dès l'éruption ou, au plus tard, dans la semaine qui suit l'éruption [27], cette recherche n'a pas son indication dans le diagnostic chez la femme en âge de procréer, celui ci repose essentiellement sur la sérologie.

5.2.2. Sérologie.

La sérologie de la rubéole permet de mettre en évidence les anticorps (Ac) dirigés contre le virus de la rubéole dans le but, soit de déterminer le statut immunitaire d'un individu vis-à-vis de cette infection, soit de dater cette infection.

La recherche des IgG anti-virus de la rubéole parait justifiée chez toute femme en âge de procréer qui ignore son statut immunitaire, afin de vacciner celles qui seraient séronégatives. La datation de l'infection est surtout réalisée dans le cadre de la grossesse.

Deux situations peuvent se présenter : la primo-infection et la réinfection.

On peut être amené à faire le diagnostic d'une primo-infection dans les circonstances suivantes :

• *contage ;*

• *signes cliniques ;*

• *sérologie évocatrice d'une infection active* : séroconversion, augmentation du titre des anticorps.

Si les techniques de mise en évidence de ces Ac ont sensiblement progressé au cours de ces dix dernières années, l'interprétation des résultats peut encore poser problème. Les principales questions qui se posent concernent les méthodes de dépistage des anticorps et le choix du seuil de positivité.

5.2.3. Réaction d'inhibition de l'hémagglutination (IHA) :

Réaction à la fois commode et sensible. L'IHA utilise la propriété du virus d'agglutiner les hématies de poussins. Les anticorps de la rubéole, se fixant sur le virus, en empêchent l'accès aux hématies : d'où l'inhibition de l'hémagglutination. Elle détecte toutes les classes d'Ig et fait la corrélation avec les anticorps neutralisants.

5.2.4. ELISA

La mise en évidence des Ac protecteurs est, aujourd'hui, essentiellement réalisée par Elisa. Les anticorps protecteurs sont essentiellement dirigés contre la glycoprotéine El. À l'heure actuelle, les Elisa commercialisés qui, pour la grande majorité, utilisent des lysats viraux, ne permettent pas d'évaluer la part d'Ac protecteurs au sein des Ac détectés [27,28] ; De ce fait, il n'y a pas de corrélation étroite entre le titre des Ac et la protection. Par ailleurs, la protection d'un sujet n'est pas seulement liée au titre des Ac, en effet, la protection est un phénomène complexe qui est liée d'une part, à la qualité de la réponse humorale (présence d'anticorps neutralisants, titre élevé d'Ac, forte avidité des IgG spécifiques) et, d'autre part, à la qualité de la réponse cellulaire (activité NK, CD8+, synthèse d'interféron) [27,28].

- **Signification du seuil de positivité**

Les résultats sont toujours rendus par rapport à un seuil défini par le fabricant. Ce seuil garantit la spécificité de la réaction et non la protection du sujet. En effet, lorsque l'on trouve des valeurs supérieures au seuil, on peut considérer que des Ac spécifiques sent présents.

Pour la rubéole, le seuil de positivité est fixé, en ELISA, à 10 UI/mL[20].

En inhibition d'hémagglutination (IHA), le seuil choisi est, en général, de 25 UI/mL. La plupart des fabricants font figurer dans leurs conclusions une zone équivoque, encore appelée zone grise. Dans cette zone grise, le fabriquant ne peut pas faire la part entre de véritables Ac et d'éventuelles substances interférentes. Dans cette zone, la présence d'Ac est incertaine et le sujet doit être considéré comme non immunise. *A fortiori*, lorsque les valeurs trouvées sont inférieures aux valeurs de la zone grise, on doit conclure à l'absence d'Ac. Les résultats donnés par certains laboratoires et faible, moyenne, forte.

Titre d'Ac < au seuil : absence d'Ac ou patiente non immunisée ;

Titre d'Ac en zone grise : présence d'Ac incertaine, patiente considérée comme non immunisée.

Titre d'Ac > au seuil : présence d'Ac à interpréter en fonction des contextes clinique et biologique.

- **Dépistage des IgG et des IgM spécifiques**

Les IgG et les IgM spécifiques sont recherchées conjointement lorsqu'il y a un contage datant de plus de 15 jours ou des signes cliniques évocateurs d'une infection rubéolique.

Les Ac totaux mis en évidence par inhibition d'hémagglutination (IHA) apparaissent au moment de l'éruption, soit en moyenne 15 jours après le contage, et atteignent un plateau en un temps variable selon les sujets (3 jours à 3 semaines).

Les Ac rubéolique de classe IgG, détectés par (Elisa), apparaissent, en général, un peu plus tardivement.

Les IgM spécifiques sont pratiquement toujours détectées au cours des primo-infections récentes (datant de moins de 2 mois), apparaissant au moment de l'éruption lorsque l'on utilise des techniques suffisamment sensibles, elles peuvent aussi être mises en évidence dans de nombreuses autres situations longtemps après le début d'une primo-infection [29].

En fait, les IgM anti-virus de la rubéole persistent rarement plus de 2 mois après une primo infection ; Leur persistance pendant plus de 6 mois, voire un an, après vaccination, est la règle.

Il est admis que, lors **des réinfections** ou de stimulations poly clonales non spécifiques du système immunitaire les IgM spécifiques peuvent réapparaitre. [29,30] ; Il est très difficile de faire un diagnostic de réinfection car une augmentation des Ac (avec ou sans IgM) chez un sujet préalablement immunisé peut s'observer aussi bien lors d'une réinfection que lors d'une stimulation non spécifique du système immunitaire.

On ne peut donc parler de réinfection que s'il existe, en plus, une notion de contage [31].

Fait important, les IgM rubéolique ont, lors d'une primo-infection, une cinétique caractéristique : après augmentation de leur concentration, elles diminuent environ de moitié toutes les trois semaines ; cependant, lorsque les IgM rubéoliques sont détectées en dehors des primo-infections, leur concentration, souvent faible, varie habituellement très peu entre deux prélèvements successifs effectués à trois semaines d'intervalle [32]. En conséquence, un titre stable d'IgM spécifiques sur deux prélèvements successifs effectués à 3 semaines-1 mois d'intervalle permet quasiment d'exclure une primo-infection récente[19] .

Lorsque des IgM spécifiques sont présentes, en l'absence d'un contexte clinique évocateur d'une primo-infection rubéolique, il est fortement recommandé d'utiliser des tests complémentaires pour infirmer ou confirmer une primo-infection.

Cette étape, la plus connue, est pourtant la principale source d'erreur d'interprétation ;

Pour mémoire, le diagnostic sérologique fait appel à la cinétique d'apparition des anticorps sur deux prélèvements sanguins prélevés le premier (S1) précocement par rapport aux signes cliniques et le second (S2) plus tardivement (en général 2-3 semaines après S1) [27].

La comparaison des titres d'anticorps spécifiques dans ces deux sérums met en évidence, lors d'infection rubéolique, soit une séroconversion, soit une élévation significative du titre des anticorps.

Ces définitions, simples dans leur écriture, se révèlent en pratique difficiles à interpréter, car ces deux situations sont aussi décrites lors de stimulation poly clonale non spécifique du système immunitaire.

Lors d'une séroconversion, l'absence d'anticorps dans S1 ne signifie pas toujours,que l'organisme concerné est vierge de toute infection antérieure par le virus de la rubéole. Cette non-détection est en effet technique et hôte dépendants[27].

- Dans la première situation, la non-détection d'anticorps peut signifier que son titre est en-dessous du seuil de sensibilité de la technique utilisée.

Dans la deuxième, la diminution progressive des anticorps spécifiques suite à une réponse humorale d'intensité faible lors d'une primo-infection survenue dans l'enfance peut, âpres quelques années ou décennies, se traduire par une négativation des tests sérologiques.

Par ailleurs, l'élévation significative du titre des anticorps peut être masquée par un prélèvement sanguin S1 fait tardivement.

L'ascension du titre des anticorps jusqu'à la phase de plateau est variable d'un sujet à l'autre, l'on ne saurait conclure, face à un titre stable d'anticorps de S1 et de S2, à l'absence d'infection rubéolique.

Ces deux exemples témoignent de la nécessité d'interpréter les résultats de ces analyses, en fonction des données cliniques.

Dans certaines circonstances, il sera indispensable de réaliser des techniques complémentaires telles que la recherche d'immunoglobulines rubéoliques de type IgM pour mieux définir la nature de l'infection (primo-infection, réinfection).
Parmi ces tests, la mesure de l'avidité des IgG occupe une place de choix [31].

- **Mesure de l'avidité des IgG spécifiques** :

La mesure de l'avidité des IgG peut participer à l'évaluation de l'ancienneté de l'infection. Les IgG synthétisées au cours d'une primo-infection ont une liaison avec l'antigène facilement dissociable (avidité faible) ; les IgG synthétisées à distance de la primo-infection (infection ancienne ou réinfection) ont une avidité élevée. Cette technique est délicate et n'est pas maîtrisée par tous les laboratoires.

Les méthodes les plus utilisées pour mesurer l'avidité des IgG reposent sur l'utilisation d'agents qui dénaturent les protéines, dans une technique immunoenzymatique. Les agents dénaturants sont, soit inclus dans le diluant du sérum pour empêcher la formation de complexes antigène-anticorps (principe de dilution), soit ajoutés dans le liquide de lavage, après la formation des complexes (principe d'élution). Actuellement, c'est l'urée, à différentes molarités (4 à 8 M) qui est l'agent dénaturant le plus utilisé.

Les résultats sont rendus sous forme d'indice :

Les IgG synthétisées au cours d'une primo-infection ont une liaison avec l'antigène facilement dissociable (*avidité faible*) ;

Une forte avidité correspond, soit à une infection ancienne, soit à une réinfection.

Lors d'une stimulation polyclonale non spécifique du système immunitaire, l'indice d'avidité est élevé.

Mais, la mesure de l'avidité n'est réellement possible que chez les patients immunocompétents [33,34]. Par ailleurs, l'avidité ne peut être mesurée si la concentration des IgG est trop faible ; Hedman et al. estiment que des mesures d'avidité effectuées sur des sérums ayant des concentrations d'IgG anti-virus de la rubéole inférieures à 25 UI/mL, doivent être interprétées avec prudence [34].

Il est établi que les IgG anti-virus de la rubéole, maturent, rapidement, Ce qui n'est pas sans conséquences importantes ; En effet, si un faible indice d'avidité est corrélé, a une primo-infection récente (moins de 1 à 2 mois), un indice relativement élevé ne permet pas de différencier une infection semi-récente (> 2-3 mois) d'une infection plus ancienne.

Après vaccination, l'avidité, mature, plus lentement qu'après infection naturelle et se stabilise souvent à des niveaux d'indice moyen.

Pour interpréter correctement un indice d'avidité, il est essentiel de savoir si le sujet a été vacciné et de connaître la date de la vaccination par rapport au prélèvement.

Une surveillance sérologique mensuelle des femmes enceintes séronégatives paraît raisonnable jusqu'au 4ème mois de la grossesse et juste avant l'accouchement.

- **Interprétation des résultats et prise en charge de la gestante en cas de contage ou d'éruption suspecte de rubéole.**

- en cas de notion de contage :
Un premier sérum doit être examiné dans les 10 jours. S'il est positif, il s'agit d'une immunisation ancienne, s'il est négatif il faut examiner un second (S2) sérum au minimum 3 semaines après le contage *[35,36]*.

Lorsque le second sérum est positif, il y a probablement primo-infection ou réactivation sérologique, on s'aidera pour préciser la nature de cette infection de la mesure de l'avidité des IgG rubéoliques du S2 qui sera faible lors de la primo-infection, mais l'indication à proposer un diagnostic anténatal (DAN) s'impose [35,36]

Si le second sérum est négatif, il n'y a pas eu de contamination maternelle. Il est souhaitable dans cette situation d'effectuer une troisième sérologie aux alentours de la 20 ème semaine pour vérifier l'absence de séroconversion à une période critique de la transmission mère-enfant. Lorsque le sérum est examiné plus de 10 à 15 jours après la suspicion de contage :[36] ; *S'il est négatif*, il n'y a pas infection les anticorps n'étant pas apparus ; *s'il est positif*, il est alors justifié de doser les IgM dont la présence va démontrer la primo-infection.

- **Pour la suspicion d'éruption rubéolique :**
Il est classique et prudent d'insister sur le fait que *« toute éruption chez une femme enceinte doit être considérée comme rubéolique jusqu'à preuve du contraire »*.

Première situation [27] : un premier sérum doit être examiné dans les 48 heures, avant l'apparition des anticorps, et un second sérum 15 jours au minimum après l'éruption. S'il y a séroconversion ou ascension importante (x4) des IgG, il faut doser les IgM :
- en cas de positivité, il s'agit d'une primo infection ;
- si la recherche des IgM est négative, il s'agit d'une réinfection, la recherche de rubéole congénitale se doit d'être discuté.
- si les 2 sérums sont négatifs il n'y a pas d'infection maternelle et donc fœtale ;
- si les 2 sont positifs et stable dans le temps, la patiente est immunisée.

Deuxième situation : le sérum est examiné tardivement soit plus de 48 heures après le rash :
- s'il est négatif il n'y a pas d'infection maternelle,
- s'il est positif seul le dosage des IgM définira la primo-infection, une recherche d'IgM négative dans un prélèvement fait 6 à n 8 semaines après l'éruption ne permettant pas d'éliminer avec certitude une primo-infection en raison de leur disparition possible après ce délai.

5.3. Traitement
La gravité de la rubéole est liée à sa survenue chez une gestante séronégative de part le risque de transmission verticale et la survenue de malformations congénitales

fatales ; il n'existe pas de traitement curatif à l'heure actuelle, et la seule issue reste la prévention.

5.3.1. Prévention

La prévention est basée sur deux impératifs : le dépistage sérologique et la vaccination.

Le dépistage :

Tout bilan prénuptial ou pré-conceptionnel doit comporter une sérologie de la rubéole. Une consultation pour instauration de contraception doit faire pratiquer, si la patiente n'en a jamais eu, une sérologie de la rubéole référence.

Elle consiste à vérifier systématiquement le statut sérologique de toute femme en âge de procréer en période prénuptiale ou préconceptionelle, et de lui proposer une vaccination sous contraception [37].

Il est utile de contrôler la sérologie 6 à 8 semaines après la vaccination, en raison d'échecs rares mais possibles.

La vaccination (cf. impact chez le nouveau - né).

6. Impact sur la procréation

6.1. Prévalence

Avant l'introduction de la vaccination à grande échelle, la rubéole était une maladie qui évoluait sur un mode endémique saisonnier avec des cycles épidémiques tous les cinq à neuf ans. L'épidémie mondiale de rubéole de 1962 à 1965 a mis en lumière l'importance du SRC ; plusieurs millions d'infections rubéoliques furent dénombrées qui entrainèrent, en 1965-1966, plus de 20 000 cas de rubéoles congénitales malformatives rien qu'aux États-Unis d'Amérique [38].

Tableau VII : épidémie de rubéole en 1964 aux Etats Unis, conséquences de la transmission materno fœtale [38].

	Nombre de cas
Rubéole clinique	12 500 000
Encéphalite	2 084
Rubéole congénitale malformative	20 000
Retard croissance fœtale	6 250
Surdité	8 055
Surdité-cécité	3 580
Retard mental	1 790
Autres malformations	6 575
Avortement thérapeutique	5 000
Décès en période périnatale	2 100

Pendant les périodes endémiques, l'incidence de SRC fluctuait de 0,1 à 0,2 cas pour 1 000 naissances et de 1 à 4 cas pour 1 000 naissances pendant les épidémies sans qu'il y ait de différences marquées entre les pays développés et les pays en développement. **En 2003 l'OMS** estime que plus de 100,000 enfants atteints de CRS sont nés à l'échelle mondiale[39].

La majorité des données sur le SRC couvrent des périodes où sont survenues des épidémies de rubéole. Les taux de rubéole congénitale pour 1000 naissances vivantes étaient d'au moins 1,7 en Israël en 1972, 0,7 à Oman en 1993, 2,2 au Panama en 1986, 1,5 à Singapour en 1969 ; Ces données excluent les avortements et sous-estiment les anomalies congénitales puisque toutes les études, sauf celle faite en Israël, n'incluent que les anomalies manifestes à la naissance ou pendant les premiers mois de vie.

Lors de l'épidémie en Israël, de nombreux avortements thérapeutiques ont également été enregistrés (atteignant 10 fois le nombre de cas de rubéole congénitale) et, au sein d'une communauté religieuse orthodoxe opposée à l'avortement, le taux de rubéole congénitale a atteint 11,8 pour 1000 naissances vivantes[40].

Selon l'OMS, en 2004, sept états membres (13%) n'ont pas communiqué leurs données nationales sur la rubéole et 15 états membres (29%) n'ont pas fourni d'informations sur le SRC ; 14 états membres (27%) ont déclaré une incidence de la rubéole < 1 par million d'habitants et 17 cas de SRC ont été déclarés.

Depuis 2000, 123 cas de SRC ont été notifiés à l'OMS par 17 états membres (33 %), mais sur ces 123 cas, 45 (37%) l'ont été par la Roumanie, 28 (23%) par la Fédération de Russie et 17 (14%) par la France.

En Turquie, la surveillance de la rubéole et du SRC à débuté en 2005, depuis cette date 2121 cas de rubéole ont été recensés avec une incidence du SRC de 3,1 pour 100.000naissances[31].

La région africaine : plusieurs petites études citent des cas de rubéole congénitale diagnostiqués cliniquement. Les cataractes congénitales représentent environ 3 à 19 % des causes de cécité de l'enfant en Afrique [33], mais il n'y a pas d'estimations fiables de la contribution du SRC aux cataractes.

Concernant **les pays du Maghreb**, il n'existe pas à l'heure actuelle de système national permettant le recensement des cas de SRC. **En Tunisie**, une étude datant de 1970 avait estimé l'incidence de SRC à 90 par 100 000 naissances mais des données précises et récentes manquent actuellement [34], une autre étude plus récente avait apprécié le risque de rubéole congénitale chez les nouveaux nés des femmes enceintes séronégatives et l'avait estimé à 0,4/1000 naissances [41]. **Au Maroc**, l'incidence estimée en 2002 est de 8,1–12,7 pour 100 000 naissances [39]

A Harare (Zimbabwe), 18 cas de rubéole congénitale ont été détectés en 1978 (Organisation mondiale de la Santé Genève 1999). En Afrique du Sud, 10 % des 200 premiers avortements légaux au centre hospitalo-universitaire de Johannesburg étaient motivés par une rubéole confirmée [42].

6.2. Transmission materno-fœtale de l'infection à rubéole
Le virus est transmis à l'embryon-fœtus par voie hématogène transplacentaire durant la période de virémie concomitante d'une primo-infection maternelle ;

Les conséquences fœtales surviennent préférentiellement lors de primo-infections maternelles, mais la réinfection rubéolique maternelle peut entraîner une tératogénicité [40,41,43].

En revanche, en cas de réinfection, le risque pour le fœtus est beaucoup plus faible ; En effet, selon deux études anglaises, il semble que le risque d'infection fœtale associée à une réinfection soit au-dessous de 8 % et le risque de malformation probablement inférieur à 5 % (cf 1ère partie) [44,45].

Le fœtus ne peut combattre efficacement cette attaque virale, car ses mécanismes de contrôle immunitaire sont inexistants ou immatures (l'infection fœtale persiste d'ailleurs souvent jusqu'à la naissance).

L'histologie du placenta infecté pendant la virémie maternelle montre des plages de syncytiotrophoblastes nécrotiques et de cytotrophoblastes, des dommages vasculaires de l'endothélium, une infiltration des membranes placentaires et de la decidua par des cellules mononucléaires et, dans les stades plus avancés, une infection placentaire [46].

À un stade encore plus tardif, le foetus lui-même peut être infecté.

La contamination fœtale est responsable d'infections *in utero* chroniques, non cytolytiques, pouvant toucher n'importe quel organe. Plusieurs types de lésions peuvent survenir chez l'embryon ou le fœtus.

*La **nécrose non inflammatoire*** est la lésion la plus commune au niveau des yeux, du coeur, du cervelet, du cerveau et de l'oreille. En touchant les cellules endothéliales des vaisseaux sanguins, elles peuvent être la cause de thromboses et contribuer à la constitution de lésions ischémiques cérébrales ; un ralentissement des mitoses peut être observé.

L'assemblage de l'actine est inhibé au cours de l'infection par la rubéole, interférant avec le développement des organes ; des processus apoptotiques sont responsables d'anomalies de l'organogenèse ; des phénomènes auto-immuns tardifs peuvent s'expliquer par des communautés antigéniques entre le virus et des tissus humains.

Après une infection *in utero*, le virus peut persister chez l'enfant des mois, voire des années, après la naissance.

Le risque d'infection fœtale varie avec l'âge gestationnel. Miller et al. ont montré qu'avant 11 SA, la fréquence de l'infection fœtale est de 90 % [44] ; cette fréquence diminue ensuite pour atteindre 25 % entre 24 et 26 SA, puis augmente à nouveau pour atteindre 100 % en fin de grossesse. Une infection péri conceptionnelle ne semble pas pouvoir entraîner de conséquences fœtales jusqu'à 11 jours après la conception.

Si la conception a eu lieu après l'éruption, le risque d'infection fœtale est vraisemblablement faible, en effet puisque l'éruption coïncide avec l'apparition des anticorps (Ac) et la fin de la virémie : aucune infection intra-utérine n'a été mise en évidence chez les enfants ou les fœtus dont la mère ($n = 61$) avait fait une éruption avant ou dans les 11 jours suivant les dernières règles, et une seule sur cinq, 12 jours après les dernières règles [47].

Les lésions fœtales sont d'autant plus graves que la rubéole maternelle est plus précoce. Lorsque l'infection maternelle a lieu avant 11 SA, le risque d'anomalies fœtales est majeur, de l'ordre de 90 %[12] ; Entre 11 et 18 SA, la fréquence des anomalies est variable ; Enfin, passée la 18 ème semaine, si le risque d'infection fœtale demeure tout au long de la grossesse, le risque de rubéole malformative semble quasi nul.

Il est important de retenir qu'une infection fœtale sans séquelle est possible, quel que soit le moment où cette infection s'est produite [48].

6.3. Impact sanitaire chez le nouveau né :

Une infection rubéoleuse inapparente (sub clinique) chez la femme enceinte peut aussi causer des malformations congénitales chez l'enfant, bien que le risque semble moindre qu'après une infection symptomatique avec une éruption [49].

Suivant l'âge de la grossesse au moment de la virémie maternelle le pronostic fœtal est différent. Une primo-infection au cours des **huit premières semaines** conduira dans près de 20% des cas à une interruption spontanée de la grossesse. Lorsque l'infection survient au cours **des douze premières semaines**, une rubéole congénitale souvent grave sera observée dans 60% à 85% des grossesses vivantes. Au cours du deuxième trimestre le risque de rubéole congénitale diminue progressivement. **Entre douze et seize semaines** il est encore de 10% à 20% et entre **seize et vingt semaines**, de 1% à 4%.

Le risque de rubéole congénitale symptomatique associée à une infection maternelle après 18 semaines est virtuellement nul.

Ainsi, La rubéole peut provoquer la résorption de l'embryon, une fausse-couche (environ 15 %), la mise au monde d'un enfant mort-né, un accouchement prématuré, un retard de croissance intra-utérin, ou des malformations graves.

Il faut distinguer deux phénomènes :

- **l'infection rubéoleuse congénitale** : il s'agit de l'infection du fœtus par le virus de la rubéole avec ou sans manifestation clinique d'embryopathie ;

- **le syndrome de rubéole congénitale (SRC)** : cette expression s'applique lorsqu'il y a présence d'une embryopathie spécifique chez le fœtus infecté par le virus de la rubéole.

On distingue les infections avant 11 semaines et celles ayant eu lieu entre 11 et 18 semaines. *Avant 11 SA*, les anomalies sont souvent associées, l'association la plus fréquente étant pathologies oculaires et troubles de l'audition [50].

Entre 11 et 18 SA, le risque principal est celui de la perte d'audition, qui peut se développer tardivement après la naissance[51].

Les symptômes du SRC sont diversement associés, ils se groupent sous deux rubriques, embryopathie et fœtopathie. En effet, des malformations dues à un trouble de l'embryogenèse peuvent toucher simultanément ou isolément trois organes : l'œil, l'oreille, et le cœur.

6.3.1. L'embryopathie rubéolique associe un retard de croissance intra-utérin et des malformations qui constituent une triade évocatrice fréquemment dissociée.

Les malformations cardiaques : Les maladies cardiovasculaires congénitales se combinent le plus souvent ; les plus fréquentes sont une artériose patente du conduit (ductus), une sténose artérielle pulmonaire, une sténose valvulaire pulmonaire , une sténose valvulaire aortique, un défaut septal ventriculaire, une tétralogie de Fallot, un défaut septal artériel, une coarctation de l'aorte, la malformation d'Ebstein, la méso version ou le situs inversus.

Les malformations oculaires : Se présente sous forme de cataracte bilatérale ou monoculaire, de glaucome, de rétinopathie pigmentaire, de microphtalmie et de choriorétinite. Dans une série américaine de 34 cas de rubéole congénitale suivis pour problèmes ophtalmologiques, 29 (85 %) avaient une cataracte, 28 (82 %) une microphtalmie et 11 (29 %) un glaucome [52].

L'atteinte auditive : La surdité ou les altérations auditives peuvent être légères ou profondes, unilatérales ou bilatérales. Elles touchent 70 à 90 % des enfants atteints de SRC et constituent l'unique symptôme pour 50 % de ces cas. La surdité consécutive à la rubéole peut ne se développer que plusieurs années après la naissance conséquence probable de la persistance virale dans l'oreille interne.
La perte d'audition peut altérer le développement du langage.

Atteinte neurologique : Microcéphalie, méningo-encéphalite, retard mental.

D'autres malformations peuvent aussi s'observer notamment un hypospadias, un palais ogival, une atrésie des voies biliaires et des anomalies des dermatoglyphes.

6.3.2. La fœtopathie résulte de l'infection persistante des différents organes au-delà de leur formation et donne, outre une hypotrophie, une hépatite, une hépato-splénomégalie avec ou sans ictère, un purpura thrombopénique, des bandes claires métaphysaires à la radiographie des os longs ,une myocardite, une pneumopathie interstitielle ou une encéphalite.. Ces enfants supportent une multiplication virale intense et prolongée sur un an, avec excrétion du virus dans la gorge, les urines, les larmes, les rendant très contagieux.

La fœtopathie rubéolique apparaît cliniquement assez proche des autres fœtopathies infectieuses (notamment à Toxoplasma *gondii, Treponema pallidum),* alors que l'embryopathie est beaucoup mieux individualisée.

6.3.3. Rubéole congénitale à début tardif

Les enfants affectés par le SRC sont aisément reconnaissables à la naissance. Dans certains cas, le nouveau-né est asymptomatique à la naissance et ce n'est que dans la première décade de la vie, qu'apparaissent divers troubles sous la forme d'un déficit auditif ou de manifestations neurales tardives comprenant l'arriération mentale, les troubles du comportement, la dysfonction cérébrale, les incapacités motrices, une posture et des mouvements anormaux, et l'autisme [53].

L'arriération mentale due au SRC est habituellement grave.

D'autres développeront à l'âge de quelques mois d'autres manifestations telles qu'une pneumonie, de la diarrhée, un dysfonctionnement de l'immunité cellulaire pouvant entraîner le décès. Les enfants atteints de SRC excrètent en général le virus pendant 6 à 12 mois, parfois plus longtemps.

L'une des séquelles tardives du SRC est le diabète sucré insulinodépendant, qui survient dans près de 20 % des cas [54]. D'autres manifestations tardives du SRC peuvent être les déficiences de l'hormone de croissance, les maladies thyroïdiennes et la panencéphalite progressive rubéoleuse qui est une complication rare.

6.4. Diagnostic

Le diagnostic clinique de la rubéole n'est pas fiable et ne doit pas être considéré dans l'établissement du statut infectieux. Beaucoup d'infections rubéoleuses ne présentent aucun signe clinique, et beaucoup d'autres maladies infectieuses partagent les mêmes manifestations cliniques que la rubéole. Ces données soulignent l'importance non seulement de suspecter, puis d'identifier toute rubéole clinique par

un diagnostic biologique, mais aussi de déterminer le statut immunitaire de toute femme en âge de procréer et de surcroit enceinte.
Ce n'est que lorsque l'infection rubéolique sera établie chez la mère, quelle qu'en soit la nature (primo-infection ou réinfection), qu'il faudra s'interroger sur sa transmission éventuelle à l'enfant. En cas de positivité de cette démarche diagnostique, l'appréciation du risque malformatif de la rubéole congénitale sera fait en fonction du terme de la grossesse.

6.4.1. Diagnostic anténatal (DAN)
Doit d'être évoqué lorsque :
- le diagnostic d'infection rubéolique est porté chez la femme enceinte,
- si des manifestations cliniques d'une grossesse pathologique se manifestent.
  lorsque une atteinte fœtale, tel qu'un retard de croissance intra-utérin, est révélée par l'imagerie médicale.

L'objectif du diagnostic anténatal est de prouver une contamination fœtale.
Sa pratique n'est justifiée que lors des primo-infections ou réinfections des 18 premières semaines de grossesse.
Après 18 SA, le risque fœtal est presque nul, la réalisation d'un prélèvement diagnostique anténatal n'est pas indiqué et une surveillance échographique est proposée. Seule l'apparition d'anomalies échographiques peut alors justifier la pratique d'un diagnostic anténatal [55].

Amniocentèse

Aujourd'hui, la recherche des IgM dans le sang fœtal tend à être supplantée par la détection du génome viral dans le liquide amniotique [21].
Cette procédure présente plusieurs avantages qui tiennent à la plus grande facilité de prélèvement du liquide amniotique par rapport au prélèvement de sang fœtal, à sa plus grande sécurité et à la plus grande précocité de mise en évidence du génome viral par rapport à la détection de la réponse immunitaire fœtale. La spécificité est

voisine de 100 % et sa sensibilité supérieure à 90 %, à condition qu'un certain nombre de règles soient respectées.

Un délai d'au moins 6 semaines entre l'infection et les prélèvements est nécessaire. Par ailleurs, le liquide amniotique doit être prélevé après la 18e SA, voire, de préférence, après la 22e SA. Il est impératif que le liquide amniotique soit transporté dans de la carboglace,en effet, les acides ribonucléases (ARNases) présents dans le liquide amniotique détruisent très rapidement l'ARN viral.

La réalisation de « nested PCR » sur liquide amniotique est possible, autorisant un diagnostic précoce et rapide (48 heures) d'atteinte fœtale. Cette méthode est également applicable après ponction de villosités choriales [56].

Diagnostic échographique

L' échographie morphologique fœtale précise, à la recherche des malformations et autres anomalies fœtales provoquées par la rubéole, est indispensable.

Les anomalies échographiques les plus souvent retrouvées semblent être au niveau cardiaque (defects septaux) et oculaire (cataracte, microphtalmie).

On peut également retrouver une microcéphalie, une hépatomégalie, une splénomégalie, ou un retard de croissance intra-utérin [57,58].

Impact du diagnostic prénatal

La prise en charge de l'infection repose sur l'établissement d'une évaluation statistique de l'atteinte fœtale ; En effet, en dehors du terme auquel survient la grossesse, aucun facteur prédictif de sévérité n'a été établi.

- *infection avant 18 SA* : la fréquence des infections fœtales est très importante, de ce fait, une interruption peut être réalisée d'emblée pour certains, en particulier si l'infection a eu lieu avant 12 SA.

Pour d'autres un examen échographique détaillé et une recherche d'ARN viral dans le liquide amniotique.

Négatifs : la grossesse pourra être poursuivie.

Positifs : une interruption de grossesse pour raison médicale peut être réalisée ;

- *infection après 18 SA* : la grossesse pourra être poursuivie avec une simple surveillance échographique. Un examen pédiatrique à la naissance est indispensable afin de vérifier l'absence d'infection de l'enfant.

6.4.2. Diagnostic postnatal de l'infection congénitale

Le diagnostic postnatal de l'infection congénitale repose sur la mise en évidence des IgM spécifiques par immunocapture. Sa sensibilité et sa spécificité sont voisines de 100 %.

Le diagnostic postnatal de l'infection congénitale doit être réalisé même si l'enfant est asymptomatique car un enfant infecté in utero va excréter du virus dans la salive et dans les urines pendant plusieurs mois et sera donc potentiellement contaminant pour l'entourage. L'absence ou la présence d'excrétion virale pourra être contrôlée par *polymerase chain reaction* (PCR) sur la salive ou sur les urines.

L'OMS définit les cas de SRC comme suit [42] :

SRC suspecté : antécédents maternels de rubéole suspectée ou confirmée pendant la grossesse ; le nourrisson est atteint d'une maladie cardiaque et/ou l'on suspecte une surdité et/ou un ou plusieurs des signes oculaires suivants (cataracte, vision diminuée, nystagmus, strabisme, microphtalmie, glaucome) ;

SRC avec confirmation clinique : le nourrisson a deux symptômes du groupe A ou un du groupe A et un du groupe B :

groupe A : cataracte(s) et/ou glaucome ; maladie cardiaque ; perte auditive ; rétinopathie pigmentaire ;

groupe B : purpura ; splénomégalie ; microcéphalie ; arriération mentale ; méningoencéphalite ; maladie osseuse radioluminescente ; jaunisse commençant dans les 24 heures suivant la naissance.

SRC avec confirmation en laboratoire : le nourrisson est positif au test sanguin de l'IgM de la rubéole et a un SRC confirmé cliniquement ; une confirmation par identification virale a aussi valeur de diagnostic ; dans les cas de SRC, le virus est excrété jusqu'à 2 ans après la naissance.

6. 5. Traitement

Il n'existe pas de traitement curatif spécifique de la rubéole congénitale, la prévention demeure la seule arme disponible.

6.5.1. Prise en charge de la gestante après contage rubéoleux (cf impact chez la femme en âge de procréer).

La prévention du SRC est basée sur la pratique systématique de la sérologie de la rubéole chez toute femme enceinte. Si celle-ci s'avère négative en début de grossesse, elle doit alors être contrôlée mensuellement pendant les 4 premiers mois de grossesse et juste avant l'accouchement pour dépister rapidement une éventuelle séroconversion. Il faut aussi éloigner les femmes enceintes de tout rubéoleux.

Après l'accouchement, on propose la vaccination aux femmes non immunisées, avant leur sortie de la maternité.

6.5.2. Vaccination : La prévention de la rubéole congénitale repose surtout, sur la vaccination antirubéolique qui a fait les preuves de son efficacité.

Cette vaccination antirubéolique est recommandée chez les nourrissons des deux sexes à l'âge de 15 mois, chez les filles de 11-13 ans et les femmes en âge de procréer, séronégatives. Ces dernières doivent être mises sous contraception 1 mois avant et 3 mois après la vaccination .

Depuis 1969, on utilise contre la rubéole des vaccins vivants atténués.

De nombreuses souches ont été développées ; À l'échelle mondiale, le vaccin contre la rubéole le plus utilisé est la souche Wistar RA 27/3 (souche vivante atténuée par passage sur cellules diploïdes humaines) et est inclus dans les programmes.

Dés la mise à disposition du premier vaccin rubéolique, en 1969, différentes stratégies vaccinales ont été adoptés, mais le programme vaccinal suivant est fortement recommandé

- vaccination des enfants des 2 sexes de plus de 12 m o i s ;
- revaccination des filles et des garçons de 11 à 13 ans ;
- vaccination des femmes séro-négatives en âge de procréer jusqu'à 45 ans ;
- dans le *post partum*, vaccination des femmes séronégatives, 50% des rubéoles congénitales survenant chez des multipares.

Le vaccin contre la rubéole induit une immunité chez au moins 95 % des receveurs avec une protection d'au moins 15 ans chez plus de 90 % d'entre eux [39]. Mais les niveaux d'anticorps induits pas le vaccin sont inférieurs, environ de moitié, à ceux qui se mesurent après une infection naturelle.

Quoique des réinfections aient été démontrées chez des individus positifs aux anticorps, des cas occasionnels de SRC ont été rapportés chez des bébés nés de femmes vaccinées[17,43], le risque d'infection du fœtus est inférieur de beaucoup à celui qu'entraîne une rubéole primaire.

Le vaccin utilisé étant un vaccin vivant atténué, le risque principal est son éventuel pouvoir tératogène. Les CDC ont rapporté les résultats observés entre 1971 et 1988 sur 296 femmes vaccinées durant la grossesse ou 3 mois avant la conception. Parmi elles, 107 avaient été vaccinées entre 1 semaine avant et 4 semaines après la conception. Aucune anomalie liée à la rubéole n'a été retrouvée, bien que cinq enfants soient nés infectés [59].

Une étude prospective sur 94 cas, comparés à un groupe contrôle, montre qu'il n'y a pas plus de malformations dans le groupe vacciné, et qu'aucun enfant n'est né infecté[60]. Malheureusement, il a été constaté, du fait de la crainte d'un effet tératogène, que 7,4 % des grossesses ont été interrompues parmi les patientes vaccinées de cette étude [60].

Il est clair que, s'il ne faut pas vacciner les femmes enceintes contre la rubéole (une contraception de 2 mois est recommandée après vaccination), une vaccination effectuée par inadvertance pendant la grossesse ne justifie pas son interruption. Les femmes vaccinées devraient être avisées d'éviter une conception pendant 2 à 3 mois.

Les femmes à haut risque de contamination devant faire l'objet d'une vaccination sont :

Les travailleurs de la santé, les institutrices et les femmes travaillant en garderie.

L'idéal serait de vacciner toutes les femmes séronégatives en âge de procréer et, notamment, juste après l'accouchement, celles qui auraient été dépistées négatives pendant leur grossesse.

Les effets secondaires les plus communs de la vaccination sont une sensation de brûlure ou de piqûre à l'endroit de l'injection, une fièvre modérée, un rash, des maux de tête et une asthénie. Plus rarement, les vaccins à virus atténué peuvent induire une lymphadénopathie.

Une arthralgie peut survenir sur une période de 3 semaines après vaccination ; elle est généralement restreinte aux petites articulations périphériques. La gravité de cette arthropathie semble croître avec l'âge [61].

L'allaitement ne constitue pas une contre-indication à la vaccination bien qu'une femme puisse excréter le virus dans le lait maternel et infecter son enfant, l'infection reste en principe asymptomatique.

Il est estimé que la protection dure la vie entière si l'immunité est acquise de façon naturelle et, au moins 20 ans si l'immunité est acquise par vaccination.

ETUDE PRATIQUE

1. Matériel et méthodes

1.1. Cadre de l'étude

L'étude se déroule au niveau des différents centres de protection maternelle et infantile (PMI) des communes de Sétif et de Ain el Kébira (de mars 2005 à mars 2007). Ces deux communes font partie de la wilaya de Sétif, qui se situe entre Alger à l'Ouest (300 Km), Constantine à l'Est (120Km), Bejaia (110 Km) et Jijel (le littoral) au Nord, et M'sila au Sud. Sétif, capitale des hauts plateaux avec une altitude de 1300 m, s'étend sur une superficie de 6504 Km², soit 0,27 % du territoire national et se compose de vingt dairates et soixante communes, regroupant une importante population **1.553.387** habitants majoritairement jeune avec une très forte concentration sur les hautes plaines.

Elle représente la deuxième wilaya en termes de démographie en Algérie après la wilaya d'Alger. La wilaya est caractérisée par un climat continental semi aride avec des étés torrides et des hivers rigoureux.

La commune de Sétif, considérée comme urbaine fait partie des hautes plaines, elle est située au centre de la wilaya, s'étend sur une surface de 127,30Km², compte **286.715 habitants**.

La commune de Ain El Kébira, considérée comme urbaine / rurale fait partie de la zone montagneuse, elle est située à 27 Km au Nord-est de Sétif et compte **40.554 habitants (Sétif monographie 2006)**

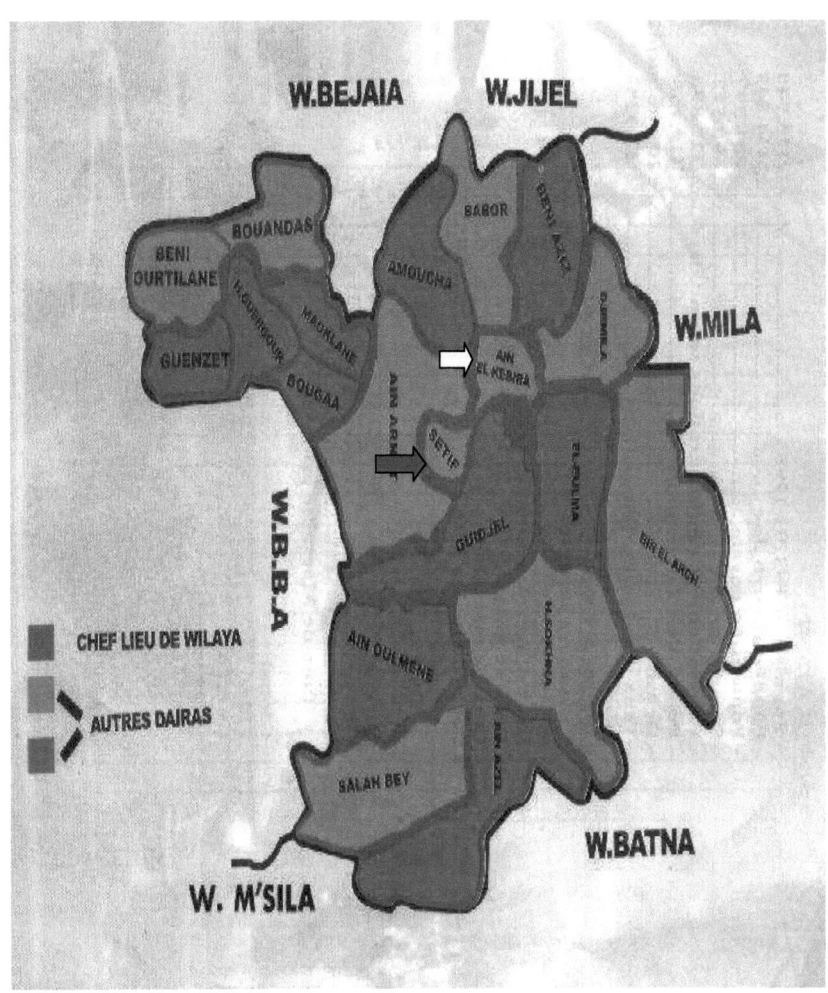

Figure 1 wilaya de Sétif (http://www.setif19.com/)

2. Protocole d'étude :

2.1. Objectifs :

- étudier le statut sérologique vis à vis de la rubéole, chez la femme en âge de procréer résidant dans la wilaya de Sétif (communes de Sétif et d'Ain El-Kébira) ce qui permettrait d'estimer leur séroprévalence.
- proposer des moyens de prévention adaptés au contexte local pour réduire la part de cette pathologie dans la morbidité et la mortalité néonatale.

Cet objectif découle des résultats du précédent.

2.2. Matériel d'étude :

2.2.1. Type de l'étude :

Il s'agit d'une étude épidémiologique de type transversal portant sur l'étude la séroprévalence de **la rubéole** chez les femmes en âge de procréer dans la wilaya de Sétif.

2.2.2. Population d'étude :

La population cible de l'étude est représentée par l'ensemble des femmes en âge de procréer de la wilaya de Sétif.

Le recours au choix raisonné est adapté pour le choix de deux communes de la wilaya, les communes de Sétif et de Ain El Kébira ; pour des raisons de faisabilité et pour l'estimation de la séroprévalence théorique vu la non disponibilité de chiffres théoriques dan la littérature

La commune de Sétif, compte **286.715** habitants ; Le nombre de femmes en âge de procréer (15-49 ans) est estimé à **82.400** (Sétif monographie 2006).

La commune de Ain El Kébira, compte **40.554** habitants dont **11.655** femmes en âge de procréer (15-49 ans) (Sétif monographie 2006).

2.3. Méthodes d'étude :

2.3.1. Modalités de l'échantillonnage :

L'étude porte sur un échantillon représentatif de **834 femmes en âge de procréer** issues de deux communes de la wilaya : la commune de Sétif et la commune d'Ain El Kébira. Ce dernier est composé de deux sous échantillons tirés dans chacune des deux communes selon les règles du sondage aléatoire simple et comptant un effectif de 417 femmes chacun :

✓ **417 femmes dans la commune de Sétif ;**
✓ **417 femmes dans la commune d'Ain El Kébira.**

La taille de l'échantillon (n) est obtenue en prenant :
- une séroprévalence théorique de 50 % (p) ;
- un risque d'erreur de 5 % correspondant à un écart réduit (δ) = 1.96
- une précision absolue du sondage de 5 % (μ).

$$n = \frac{\delta^2 \, p \, q}{\mu^2}$$

2.4. Techniques statistiques utilisées

Techniques de statistique descriptive : présentation tabulaire et graphique, ainsi que le calcul des paramètres de réduction (moyenne et écart type) [514].

Estimation de la séroprévalence avec son intervalle de confiance à 95 % selon les règles de la loi binomiale [515].

Test de l'écart –réduit pour la comparaison de proportions

Test de l'écart réduit pour la comparaison des moyennes.

Test de Khi-deux pour la comparaison des répartitions.

Calcul des mesures d'association épidémiologiques (odds-ratio) avec intervalle de confiance à 95%.par la méthode exacte.

Techniques d'ajustement des mesures d'associations statistiques (khi-deux de Mantel et Haenszel) ; et épidémiologiques (Odds-ratio ajusté de Mantel et Haenszel)

2.5. Déroulement de l'étude

Le recrutement successif des consultantes a lieu, tous les jours de la semaine, et ne concerne que les femmes en âge de procréer âgées de 15 à 49 ans, résidant dans deux Communes de la wilaya de Sétif : les communes de Sétif et de A i n El Kébira sélectionnées selon la méthode du choix raisonné, pour des motifs de faisabilité.

Sont incluses 834 femmes tout venant, sans notion préalable de contage ou de maladie, ayant accepté de participer à l'étude, dont 327 femmes enceintes.

Notre choix pour **les 3 centres de santés de Sétif** est motivé par plusieurs raisons :

- ✓ la disponibilité de centrifugeuse et de congélateur ;
- ✓ leur localisation (situation)   qui permet :
    - *un recrutement important de consultantes ;*
    - *la multiplicité des niveaux socio - économiques ;*
    - *la gratuité des consultations facilite l'accès aux soins à toutes les couches sociales.*

2.5.1. Recueil des données

Chaque femme a fait l'objet d'un interrogatoire portant sur plusieurs items et d'un prélèvement de 10 cc de sang veineux.

Le sérum recueilli après centrifugation est conservé à − 18°C dans l'attente de la réalisation des sérologies.

Le recueil des données s'est fait sur questionnaire rempli par la sage femme
Contenant :

✓ **des variables socio démographiques** :
- **Age** : L'âge a été regroupé en six classes : 15 – 20 ; 21- 25 ; 26- 30 ; 31- 35 ; 36 -40 **et** > 40 ans.
- lieu de résidence ;
- "situation familiale" : Une variable composite à quatre modalités (célibataire, mariée, divorcée ou veuve).
- profession ;

✓ **des variables gynéco obstétriques** :
- grossesse actuelle,
- âge de la grossesse actuelle,
- Le nombre de grossesses correspond au nombre total de grossesses de chaque femme incluant la grossesse actuelle.
- Antécédent de grossesses, est une variable créée à partir de la variable nombre de grossesse et correspond au nombre de femmes ayant eu des grossesses antérieures (grossesse actuelle exclue).
- troubles évolutifs au cours des grossesses antérieures.

✓ **des variables associées aux antécédents cliniques** ayants traits aux différentes maladies étudiées :

- adénopathies,
- éruption,
- ictère,

✓ **des variables sérologiques** :
- connaissance antérieure à notre étude des différentes sérologies.

✓ **7- le motif de la consultation actuelle.**

Le consentement de la femme a été requis pour l'administration du questionnaire, il n y a pas eu de refus enregistré. 3 femmes ont toutefois, tenu à garder l'anonymat.

2.6. Exploitation des données

Les données recueillies ont été saisies et traitées à l'aide du logiciel Epi info 3.3.2 (version 6 CDC Atlanta – OMS – ENSP France).

2.7. Techniques sérologiques utilisées

Les sérologies des différentes maladies concernées par notre étude sont pratiquées au laboratoire central du CHU Sétif sur du sérum congelé, tous les tests sont réalisés par le même technicien, de façon parallèle sur une durée de 3 semaines.

Pour la recherche des IgG anti rubéole, nous avons utilisé une trousse ELISA (Enzygnost® anti-Rubella- Virus/IgG, Behring). La technique ELISA est effectuée sur microplaques, vis-à-vis de l'antigène rubéoleux (cellules BHK 21 Infectées par le virus de la rubéole) et d'un "antigène de controle" (mêmes cellules non infectées).

Le principe du dosage est basé sur l'Elisa indirect après élimination du facteur rhumatoïde ; à cette fin, le sérum est dilué à l'aide d'un absorbant qui va se fixer sur les IgG présents dans l'échantillon à tester. Si celui ci contient des facteurs rhumatoïdes, ils vont se fixer à ces immuns complexes et seront éliminés.

Cet absorbant qui précipite jusqu'à 15mg d'IgG /ml élimine par la même occasion les IgG spécifiques de la rubéole, augmentant ainsi la sensibilité.

Les sérums dilués au 1/231 sont étudiés selon le protocole du fabricant. Pour chaque échantillon, on détermine la différence de DO :

Δ DO = DO (antigène rubéolique) - DO (antigène de contrôle).

Si cette différence est inférieure à 0,1, le sérum est négatif ; supérieure à 0,2, le sérum est positif ; comprise entre les deux valeurs, le sérum est douteux et doit être re-tésté. Le titre en UI/ml est déterminé automatiquement. La quantification est possible jusqu'à une valeur de DO de 2,5 ; au-delà de cette valeur, les échantillons doivent être réétudiés après dilution au 1/10. La lecture s'est faite sur lecteur Elisa « anthos labtec instrument ».

Nous avons considéré comme valeur positive, un taux d'Ig G supérieur ou égal à 10UI selon les recommandations du fabricant.

3. Résultats

3.1. La séroprévalence de la rubéole :

Tableau I : Répartition de la population selon la sérologie de la rubéole dans les communes de Sétif et Ain El Kébira

IgG Rubéole	Effectif	%	I C 95%
Positif	572	68,6	**65,3 -71,7**
négatif	262	31,4	**28,6 – 34,7**
Total	834	100,0	-

Pour la sérologie de la rubéole les tests sont positifs chez 572 femmes, donnant une séroprévalence de 68,6 % avec un intervalle de confiance à 95% variant entre 65,3 et 71,7%.

3.2. Sérologie de la rubéole : taux des IgG.

Tableau II : Répartition des résultats sérologiques en fonction du taux des IgG en U.I.

Taux IgG Rubéole (U.I)	Effectif (%)
<10	261(31,3)
10 – 59	332(39,8)
60 -109	176(21,1)
110-159	40(4,8)
160 -209	14(1,7)
210 - 259	9(1,1)
260-300	1(0,1))
>300	1(0,1)
Total	834(100,0)

Concernant le taux des IgG, 574 femmes, soit 68,8% possèdent ce type d'immunoglobulines, qui varient entre 0 et 307 UI avec une moyenne de 42,5 et un écart type de 48UI.

Parmi les femmes immunisées, le taux d'IgG est compris entre 10 et 60 UI dans 2/3 des cas, et le taux le plus fréquemment observé est de 32UI.

3.3. Séroprévalence de la rubéole Selon l'âge.

Tableau III : Répartition de la population selon la sérologie de la rubéole et l'âge.

Age (années)	IgG Rubéole		%immunisation
	Positif Effectif (%)	Négatif Effectif (%)	
15 à 20	10(1,9)	7(2,3)	*59*
21 à 25	107(20,0)	59(19,8)	*64*
26 à 30	123(22,9)	72(24,2)	*63*
31 à 35	120(22,4)	49(16,4)	*71*
36 à 40	103(19,2)	59(19,8)	*64*
41 & plus	73(13,6)	52(17,4)	*58*
Total	536(100,0)	298(100,0)	

La comparaison des répartitions ne montre pas de différence statistiquement significative entre l'âge et l'état d'immunisation contre la rubéole, les pourcentages d'immunisation sont presque identiques pour toutes les tranches d'âge avec toutefois un pic dans la tranche d'âge 30 – 35 ans, ce qui laisse présager que l'immunisation contre la rubéole s'effectue probablement à un âge inferieur à 15 ans.

3.4. Séroprévalence de la rubéole Selon les caractéristiques socio-démographiques

Tableau IV : Association entre l'infection rubéoleuse et les caractéristiques socio-démographiques

Caractéristiques Socio démographiques	Séroprévalence rubéole	p Répartition	Moyennes (écarts-types)	p Moyennes	OR (IC 95%)
Age ≤35ans	379(69,3)	DNS	27,8(4,3)	DNS	–
Age >35ans	193(67,2)		40,4(3,4)		
Sétif	300(52,4)	< 5 %	–	–	1,4 (1-1,9)
Ain el Kébira	272(47,6)				
Urbain	327(56,6)	DNS	–	–	–
Rural	248(43,4)				
Mariée	565(68,7)	DNS	–	–	–
Célibataire	7(58,3)				
Sans Profession	26(76,4)	DNS	–	–	–
Avec profession	546(68,3)				

DNS : différence non significative

Tableau V : Association entre l'infection rubéoleuse et les les caractéristiques obstétricales.

Caractéristiques Obstétricales	Séroprévalence rubéole	p Répartition	Moyennes (écarts-types)	p Moyennes
Avec Antécédent de grossesse	274(69,0)		–	–
Sans Antécédent de grossesse	98(66,7)	DNS		
Nombre de grossesse				
0	12 (60,0)		*0(-)*	
1-6	509(69,5)	DNS	*2,6(1,5)*	
>6	51 (62,2)		*8,3(1,5)*	DNS
Sérologie rubéole antérieure Connue	216(68,6)		–	–
Gestantes	231(70,6)		–	–
Non gestantes	341(67,3)	DNS		
Gestantes avec antécédent de grossesse	144(72,4)	DNS	–	–
Gestantes sans antécédent de grossesse	87(68,0)			

L'analyse en fonction des différentes caractéristiques socio - démographiques et obstétricales ne montre pas de relation statistiquement significative avec l'état d'immunisation, à l'exception de la commune de résidence où les femmes de Sétif présentent un risque une fois et demi plus élevé (P<5%).

Notons que sur les Sur les 317 femmes qui ont bénéficié d'un dépistage sérologique antérieur 31,4% d'entre elles sont réceptives à la maladie.

32,4% des femmes qui ont bénéficié d'un dépistage anterieur pour la rubéole et qui ont eu des grossesses antérieures sont **réceptives à la rubéole**.

3.5. Séroprévalence de la rubéole selon les antécédents cliniques de la population.

Tableau VI : Répartition de la séroprévalence de la rubéole selon les antécédents cliniques.

Antécédents cliniques	IgG rubéole Positif Effectif (%)	p	OR (IC 95%)
Eruption	8(88,9)	*DNS*	-
Adénopathie	16(69,6)	*DNS*	-
Ictère	5(100,0)	*DNS*	-

La notion d'antécédent clinique (éruption, adénopathies, ictère) n'est pas associée à l'état d'immunisation contre la rubéole.

3.6. Séroprévalence de la rubéole Selon les antécédents de troubles évolutifs de la grossesse

Tableau VII : Association entre l'infection rubéolique et les antécédents de troubles évolutifs de la grossesse.

Troubles évolutifs de la grossesse	IgG rubéole Positif Effectif (%)	p	OR (IC 95%)
Avortement	131(70,8)	DNS	
Fœtopathie	2(28,6)	<5%	0.18 (0.02 – 1)
Prématurité	7(63,6)	DNS	
Mort né	2(100,0)	DNS	

Pour ce qui est des troubles évolutifs de la grossesse seule la notion de fœtopathies est faiblement associée à une absence d'immunisation contre la rubéole.

3.7. Séroprévalence de la rubéole selon le motif de consultation :

Tableau VIII : Répartition de la séroprévalence de la rubéole selon le motif de la consultation actuelle.

Motif de consultation	IgG Rubéole	
	Positif Effectif (%)	Négatif Effectif (%)
Avortement	5(0,9)	2(0,8)
Contraception orale	325(56,8)	157(59,9)
Dépistage	15(2,6)	8(3,1)
Grossesse arrêtée	1(0,2)	1(0,4)
Menace d'accouchement prématuré	5(0,9)	0(0,0)
Menace d'avortement	16(2,8)	8(3,1)
Prénatale	203(35,5)	85(32,4)
Stérilet	2(0,3)	0(0,0)
Vaccination	0(0,0)	1(0,4)
Total	**572(100,0)**	**262(100,0)**

Différence non significative

Il n ya pas de relation statistiquement significative entre le motif de consultation et l'immunisation contre la rubéole, le regroupement des troubles évolutifs de la grossesse (Avortement, menace d'accouchement prématuré, grossesse arrêtée) donne les mêmes résultats.

3.8. Etude des femmes gestantes.

3.8.1. Séroprévalence de la rubéole et grossesse actuelle.

Tableau IX : Répartition de la séroprévalence de la rubéole chez les gestantes.

Grossesse Actuelle	IgG Rubéole Positif Effectif (%)	Négatif Effectif (%)	Total
Oui	231 (70,6)	96 (29,4)	327

29,4 % des gestantes sont séronégatives pour la rubéole.

3.8.2. Séroprévalence de la rubéole Selon l'âge de la grossesse actuelle.

Tableau X : Répartition de la séroprévalence de la rubéole selon l'âge de la grossesse.

Age grossesse (semaines)	IgG Rubéole		Total
	Positif Effectif (%)	Négatif Effectif (%)	
1- 4	5 (2.2)	2(2.1)	7
5-8	18(7.8)	4(4.2)	22
9-12	33(14.3)	14(14.6)	47
13-16	21(9.1)	11(11.5)	32
17-20	27(11.7)	18(18.8)	45
>20	127(55.0)	47(49.0)	174
Total	231(100,0)	96(100,0)	327

Nous n'avons pas trouvé de différence statistiquement significative à l'analyse du taux d'immunisation en fonction de l'âge gestationnel, toutefois nous notons un taux de femmes séronégatives évalué à 20,8% au premier trimestre, 43,8% au deuxième trimestre et 35,4% au troisième trimestre.

3.8.3. Séroprévalence de la rubéole chez les gestantes et statut sérologique antérieur.

Tableau XI : Répartition de la population gestante selon la connaissance du statut sérologique antérieur de la rubéole.

Connaissance Du statut sérologique Vis-à-vis de la rubéole	Effectif	%	I C 95%
Oui	145	44,3	*38,9 – 49,9*
Non	182	55,7	_
Total	327	100,0%	-

55,7% des gestantes n'ont pas bénéficié d'un dépistage sérologique vis-à-vis de la rubéole.

Seule une gestante parmi celles qui ont pratiqué une sérologie antérieure (146/327), n'a pas bénéficié d'un dépistage pour la rubéole, donnant une proportion de femmes de 99,2% qui connaissent leur statut.

3.8.4. Séroprévalence de la rubéole selon les caractéristiques individuelles des gestantes.

Tableau XII : Répartition de la séroprévalence de la rubéole chez les gestantes selon leur connaissance de leur statut sérologique antérieur et les antécédents de grossesse.

Gestantes	IgG rubéole		P	Total
	Positif Effectif (%)	Négatif Effectif (%)		
Sérologie de rubéole antérieure Connue	102(70,3)	43(29,7)	*DNS*	*145*
Avec antécédents de grossesse	144(72,4)	55(27,6)		*199*
Sans antécédents de grossesses	87(68,0)	41(32,0)	*DNS*	*128*

29,7% des gestantes ayant fait l'objet d'un dépistage antérieur pour la rubéole sont séronégatives et sont donc réceptives à la maladie.

Il n y a pas de différence statistiquement significative entre l'immunisation contre la rubéole et les antécédents de grossesses, nous notons cependant un taux de 27,6% de gestantes aux antécédents de grossesse qui restent réceptives à la maladie.

4. Commentaires

Pour la sérologie de la rubéole les tests sont positifs chez 572 femmes, donnant une séroprévalence de **68,6%** (*IC (95%) 65,3 – 71,7*) .

Cette étude montre que **31,4% des femmes en âge de procréer sont non immunisées** contre la rubéole ; En d'autres termes **1 femme sur 3 en âge de procréer est réceptive à la maladie** avec un risque accru de rubéole congénitale et son dû d'atteintes embryo-fœtales fatales.

Il est clair que, dans un pays donné, au fur et à mesure que le niveau d'hygiène s'améliore, l'âge de la primo-infection recule et la proportion de filles qui arrivent à l'âge de la procréation en étant encore séronégatives augmente en parallèle avec l'incidence du SRC[42] .

La rubéole menace encore et toujours mères et enfants

C'était le cas des pays industrialisés avant qu'ils n'introduisent la vaccination anti rubéole où 55% des cas de surdité aux États-Unis et 15 % en Europe ont été rapportés au SRC, et c'est le cas actuel de la majorité des pays qui n'appliquent pas la vaccination !

Nous ne disposons d'aucune étude nationale concernant la séroprévalence de la rubéole en Algérie, il n'existe pas, à notre connaissance, de système national permettant le recensement des cas de SRC ni même des cas de rubéole.

Nos résultats permettent de classer notre région parmi les zones à très haute réceptivité.

Si on compare nos résultats à ceux rapportés dans d'autres pays n'ayant pas introduit (ou avant l'introduction de) la vaccination systématique contre la rubéole, notre proportion **de séronégatives (31,4 %) est plus élevée** qu' en :

Chine	95 % de la population a déjà rencontré le virus avant l'âge de 13 ans.[42]
Éthiopie	94 % des individus sont immunisés avant l'âge de huit ans.[42]
Turquie	82 et 100% [62]
Russie	77.5% des femmes enceintes.[63]
Madagascar	80.5% des femmes enceintes.[64]
Sénégal	90.1% des femmes (15–49 ans).[65]
Argentine	91.2% des femmes (15–49 ans). [66]
Erythrée	93% des femmes enceintes.[67]
Bolivie	85.7–93.6% des femmes (15–49 ans).[68]

Nos résultats sont proches de ceux observés avant l'introduction de la vaccination au **Maroc** : Mrabat, sur 625 sérums examinés, note 437 positifs, soit une séroprévalence de 70 % [69]. Nejmi et al.[70] entre 1997 et 1999 ont objectivé des pourcentages respectifs de 20 % et de 30 % de femmes non immunisées chez des jeunes filles internes de deux lycées de **Rabat et Méknès** ; Mais sont plus élevé qu'en **Tunisie** où, une femme sur cinq n'est pas immunisée contre la rubéole[71], Et dans certains pays d'Afrique, un taux de protection avoisinant les 66 % au **Niger et en République de Côte d'Ivoire** [72].

Au Nigeria, la séroprévalence de la rubéole chez la femme enceinte est estimée à 54.1% [73].

La femme algérienne reste toutefois, plus exposée que **la femme occidentale**, ce qui est logique vue la généralisation de la vaccination dans ces régions.

En effet, 91.5% des femmes sont immunisées contre la rubéole **aux USA[74]**.

Actuellement et grâce à une vaccination large des enfants des deux sexes dès le jeune âge, des pays comme **la Finlande, la Suède, la Grande-Bretagne et la Hollande** ont pu ramener la proportion de femmes séronégatives à des chiffres très bas, inférieurs à 2 %[39] . Dans les pays qui vaccinent uniquement les filles à un âge plus avancé, les pourcentages de femmes séronégatives sont plus élevés : **12 % en Italie et 8 % en Allemagne [39]**

Ceci serait du au fait que dans ce type de stratégie vaccinales les couvertures sont généralement moins élevées que dans les stratégies visant à vacciner tous les enfants des deux sexes et en bas âge.

Concernant **le taux des Ig G,** 574 femmes, soit 68,8% possèdent ce type d'immunoglobulines, qui varient entre 0 et 307 UI avec une moyenne de 42,5 et un écart type de 48UI. Parmi les femmes immunisées, le taux d'IgG est compris entre 10 et 60 UI dans 2/3 des cas, et le taux le plus fréquemment observé est de 32UI.

Les taux d'IgG élevés > 100U.I. ont été observés chez 90 femmes dont 45 (50%) sont enceintes, parmi elles 24,4% au premier trimestre, 33,3 % au deuxième trimestre, et 42,2% au troisième trimestre .

La comparaison des répartitions ne montre pas de différence statistiquement significative entre **l'âge des femmes et l'état d'immunisation** contre la rubéole, les pourcentages d'immunisation sont presque identiques pour toutes les tranches d'âge avec toutefois un pic dans la tranche d'âge 30 – 35 ans (mais qui n'est pas significatif), ce qui laisse présager que l'immunisation contre la rubéole s'effectue probablement à un âge inférieur à 18 ans.

Des résultats similaires ont été rapportés par d'autres études : En Turquie [75] ; Au Sénégal[65] ; En Russie[76].

D'autres études trouvent une relation significative entre l'âge et la séropositivité de la rubéole telles que celles réalisées en Argentine, au Sri Lanka, au Nigeria et en Jordanie [33,36,65,77].

Nous avons constaté une relation statistiquement **significative entre la commune de résidence et l'immunisation contre la rubéole**, les femmes de Sétif présentent un risque une fois et demi plus élevé pour l'acquisition d'une rubéole que les femmes d'Ain El Kébira (***P < 5%, OR : 1.4 (1 –1,9)***. Par contre nous n'avons pas trouvé de différence significative entre la **séroprévalence en milieu rural et urbain**, fait rapporté par plusieurs études *[33,34]* [38,39,78].

Cependant, des hétérogénéités dans les prévalences de l'infection rubéolique dans un même pays ont été rapportées dans la littérature, le plus souvent entre régions rurales et régions urbaines et ont été attribuées essentiellement à la différence dans la densité des populations. Ainsi certains auteurs signalent dans leurs études une différence significative dans la séroprévalence entre les milieux rural et urbain [38].

L'analyse en fonction **du reste des caractéristiques socio démographiques (la profession, le statut social)** ne montre pas de relation statistiquement significative avec l'état d'immunisation, des résultats comparables ont été rapportés en Turquie [75,79,80].

Nous n'avons pas trouvé de relation significative entre les antécédents cliniques **(éruption, adénopathies, ictère), et la séroprévalence de la rubéole**,

Peu d'études ont recherché cette notion, celles qui l'ont fait ont trouvé des résultats similaires à notre étude [75,79] .

Ceci peut être expliqué par la grande fréquence des formes asymptomatiques
(80% des cas).

- Pour ce qui est des **antécédents de troubles évolutifs de la grossesse**, nous avons noté une relation significative entre fœtopathies et état d'immunisation, mais dans le sens inverse c'est à dire que le risque de fœtopathies est plus élevé chez les femmes séronégatives, la relation avec l'âge des femmes était aussi non significative.

- la notion de la pratique d'une **sérologie antérieure** de la rubéole n'a été recherchée par aucune des études dont nous disposons, ceci peut être expliqué par l'obligation de la pratique de cet examen dans la majorité des pays d'étude.

Notons que parmi les 317 femmes (seulement !) qui ont bénéficié d'un **dépistage sérologique antérieur**, 315 femmes ont été testées pour la rubéole.
A cette insuffisance du dépistage s'ajoute l'absence de prise en charge manifeste de ces femmes quand on trouve que **31,4%** d'entre elles sont réceptives à la maladie, et que **32,4%** des séronégatives déjà dépistées ont eu des grossesses antérieures, la question qui s'impose est ,quel serait l'intérêt du dépistage si aucune mesure préventive (information , éducation et vaccination) n'est prise ?
Il n'y a pas de relation statistiquement significative entre **le motif de consultation notamment les troubles évolutifs de la grossesse** (avortement, menace d'accouchement prématuré, grossesse arrêtée) et l'immunisation contre la rubéole.

Etude chez les femmes enceintes

29,4% des gestantes sont séronégatives ce qui les exposent au risque de séroconversion pendant la grossesse et de ce fait aux risques de transmission verticale et ses conséquences désastreuses.

Nous n'avons pas pu contrôler le taux d'IgM de ces femmes gestantes , qui d'ailleurs en dépit de leur présence n'auraient pas suffit à confirmer une contamination récente, en effet le recours à la mesure de l'avidité des IgG aurait été indispensable.

Il n'y a pas de différence statistiquement significative **entre l'immunisation contre la rubéole et les antécédents de grossesses,** nous restons toutefois perplexes devant le taux de 27,6% de gestantes aux antécédents de grossesse qui sont réceptives à la maladie et qui n'ont bénéficié à priori d'aucune éducation sanitaire ou de mesures préventives pour les protéger en cas de nouvelles grossesses.

En effet ces femmes qui ont eu la chance d'échapper à une séroconversion, au cours de la grossesse antérieure, auraient pu bénéficier d'une protection vaccinale en post partum. 53 sur 181 (29,3%) des gestantes qui n'ont jamais pratiqué de sérologie antérieure ignorent leur séronégativité !

Parmi le *faible nombre de femmes gestantes* ayant pratiquées une sérologie antérieure (146/327), une seule n'a pas bénéficié d'un dépistage pour la rubéole, donnant une proportion de femmes de 99,3% qui connaissent leur statut (mais toujours parmi les 146 femmes).

29,7% des gestantes ayant fait l'objet d'un dépistage antérieur pour la rubéole sont séronégatives et sont donc réceptives à la maladie, elles restent toutefois suivies uniquement au niveau des différentes PMI par une sage femme ne bénéficiant d'aucune mesure de surveillance spécifique au risque de séroconversion rubéolique.

Nous nous interrogeons sur l'intérêt de la pratique de ce type de sérologie puisque d'après nos constatations l'absence de prise en charge est non seulement manifeste mais aussi similaire chez les femmes connaissant leur profil sérologique et celles qui l'ignorent.

Nous n'avons pas trouvé de différence statistiquement significative **à l'analyse du taux d'immunisation en fonction de l'âge gestationnel,** Ceci a été rapporté aussi par Pehlivan E [79].

Nous soulignons, un taux de gestantes séronégatives évalué à **20,8%** au premier trimestre, avec **10 femmes** ayant une grossesse inferieure ou égale à 11 SA, période critique d'infection maternelle où risque de transmission important et gravité de SRC se conjuguent.

43,8% des femmes gestantes séronégatives sont au deuxième trimestre de grossesse , en rappelant que le risque de survenue d'une rubéole congénitale souvent grave entre douze et seize semaines est encore de 10% à 20% et entre seize et vingt semaines, de 1% à 4% .

Au troisième trimestre le risque de rubéole congénitale symptomatique associée à une infection maternelle après vingt semaines est virtuellement nul.

5. Conclusion et perspectives

Notre enquête, permet de disposer de données actualisées sur la prévalence de la rubéole dans les communes de Sétif et de Ain el Kébira. La richesse des informations recueillies sur le plan socio démographique, gynéco obstétricale, et comportemental permet de proposer des mesures préventives adaptées à notre situation.

La prévention de la survenue de cette pathologie est synergique avec la survenue de leur corollaire congénital.

5.1. Mesures préventives:

la définition du concept « prévention est « le domaine visant à éviter l'apparition des maladies, à diminuer leur gravité ou à limiter leurs conséquences » [81].

Trois niveaux de prévention sont individualisés :

- **La prévention primaire**, en agissant en amont de la maladie, tente de diminuer les facteurs de risque ou d'accroître les facteurs protecteurs. Elle a pour objectif d'entraîner une diminution de l'incidence de la maladie.

- **La prévention secondaire,** en agissant sur la maladie grâce à son dépistage précoce tente de réduire sa durée et sa gravité. Elle se traduit par une diminution de la prévalence de la maladie.

- **La prévention tertiaire**, en agissant en aval de la maladie, tente de limiter ses répercussions et d'éviter les rechutes.

Pour un groupe de travail canadien sur l'examen médical périodique [82],les pratiques médicales préventives sont :
« Toutes les interventions de nature individuelle ayant pour but d'aider à modifier des comportements reconnus comme néfastes pour la santé - activités souvent décrites sous le terme de « counseling » et considérées comme des interventions de prévention primaire - Ainsi que les activités de dépistage proprement dite, qui consistent à administrer des épreuves de laboratoires pour identifier des états morbides asymptomatiques et appartiennent au domaine de la prévention dites secondaire.

L'intégration, dans le cas des maladies à transmission verticale signifie que l'ensemble du personnel œuvre à tous les niveaux pour partager la responsabilité de la prise en charge dans ses trois Composantes : préventive, curative et promotionnelle ce qui signifie que quelque soit la porte d'entrée il y a opportunité de dépistage et de prise en charge.

Cependant malgré l'intensité de l'effort déployé en faveur, les résultats de notre étude montrent que l'efficacité et la rentabilité de ces stratégies d'intégration demeurent insuffisantes .

Nous déplorons l'absence de politique et de lignes directrices structurantes entourant le dépistage chez la femme en âge de procréer et notamment la femme enceinte dans les communes de Sétif et Ain el Kébira, qui est pratiqué sur une base individuelle. Ce fait est largement démontré dans notre étude, par le nombre négligeable de femmes ayant subit un dépistage sérologique pour cette maladie et ce, non pas faute d'avoir consulté.

Le dépistage sérologique (quand il est réalisé !) se fait dans la totalité des cas à l'occasion d'une grossesse, la forte séropositivité (infection récente) ou la séronégativité (risque de séroconversion) font vivre la femme (quand elle est informée !) dans une ambiance d'inquiétude de stress et de probabilité pendant toute la durée de la gestation.

Le certificat prénuptial établi en application du décret exécutif n° : 06-154 Rabie Ethani 1427 correspondant au 11 mai 2006 fixant les conditions et modalités d'application des dispositions de l'article 7 bis de la loi n°84-11du 9 juin 1984 portant sur le code de la famille ne précise pas les maladies à dépister.

Il est mentionné que « chacun des deux futurs époux doit présenter un certificat médical datant de moins de 3 mois attestant qu'il a subit les examens médicaux prévus par le présent décret».
« Le médecin ne peut délivrer de certificat qu'au vu des résultats d'un examen clinique et du groupe sanguin ABO+ rhésus ».
« Le médecin peut après avoir informé l'intéressé des risques de contamination lui conseille des tests de dépistages de certaines maladies pouvant être transmises au conjoint et /ou à la descendance ».

Dans le cadre de la lutte contre les maladies à transmission verticale, l'éducation et la communication restent des composantes essentielles de ce qui peut être entrepris.

Hors, nos femmes, semblent méconnaître les risques encourus par ces maladies et les mesures préventives adaptées à chaque situation, en effet :

- des femmes 'se sachant ?' séronégatives pour la rubéole, au cours des grossesses antérieures sont de nouveau enceintes sans aucune protection (vaccination) et toutes ces femmes ,sujettes à un risque de séroconversion, ne bénéficient d'aucun suivi sérologique et/ ou échographique ;

La prise en charge (PEC) est une opportunité exceptionnelle pour informer, sensibiliser, et motiver les consultantes. Cette prise en charge est considérée comme efficace si la femme comprend sa maladie, la raison pour laquelle elle doit adhérer aux mesures préventives et /ou au traitement, si elle réalise les risques de tel ou tel comportement (sexuel, sanguin, alimentaire …)

Ainsi l'annonce des résultats sérologiques de dépistage doit être :

- claire, en évitant les mots techniques ;

- identifier et expliquer les risques auxquels les sujets infectés s'exposent,

- identifier les obstacles au changement, les choix qui s'offrent et les modifications à apporter en faisant participer les malades au maximum.

Cette étape, très importante pour la qualité de la PEC qu'est le **counseling**, est un processus dynamique d'entretiens entre un conseiller (acteur de la santé) et un client (consultant) , permettant de mettre en place une relation d'aide et d'échanges et d'amener le consultant à changer un comportement à risque . C'est en fait, ce dont nos femmes ont manqué lors de leur prise en charge et c'est l'étape « perdue » qui a fait perdre tout sens et toute valeur à tout test sérologique pratiqué.

En effet nos résultats, concernant le nombre de femmes dépistées et leurs prise en charge confirment que cette maladie est absente de l'esprit des acteurs de la santé (notamment médecin et sage femme) et ses dangers sont ignorés puisque les résultats des tests ne sont même pas communiqués aux concernées avec les informations nécessaires pour chaque situation, s'agit-il d'une négligence ou bien d'une incompétence ?

Le dépistage sérologique pour les maladies à transmission verticale doit être obligatoire chez toute femme en âge de procréer, en prénuptial et avant tout désir de procréation ; Le dépistage doit être encouragé à toute consultation ayant trait à la procréation (Grossesse, désir de grossesse, infertilité, contraception), concernant les

IST (syphilis, infection VIH, hépatite virale B,), il serait judicieux de proposer également un dépistage chez les partenaires.

Nous soulevons cependant, le problème des naissances chez les mères célibataires qui est estimé à 5000 /an , et qui fait plutôt, suggérer (malgré la difficulté de ce ciblage) un dépistage chez toute femme en âge de procréer en activité sexuelle .
Les gynécologues, les obstétriciens et les sages femmes ont une responsabilité particulière en matière de prévention des maladies à transmission verticale.
En effet, en tant que prestataires de soins spécialisés, de manière exclusive pour les femmes et notamment celles en âge de procréer, ils doivent être sensibilisés à l'importance de ce dépistage, formés à la manière de le proposer pour en favoriser l'acceptation, savoir quelles informations et conseils élémentaires prodiguer aux femmes lors de la remise du résultat, que celui-ci soit positif ou négatif.

Quel est l'intérêt d'un dépistage précoce ?

Plus une femme connaît son statut sérologique précocement (avant toute grossesse) plus le nombre de possibilités qui s'offrent à elle est élevé, et plus elle court la chance d'optimiser les mesures thérapeutiques et préventives pour elle et son nouveau né.

Ce dépistage pré concéptionel avec son lot d'informations et d'éducation fera le lit à un dépistage plus 'serein' en cas de grossesse car la femme se serait prémuni (en fonction de la situation) des mesures préventives (vaccination) pour vivre une grossesse à moindre risque.

Le dépistage anténatal (faisant suite au dépistage pré conceptionnel) est une **nécessité incontournable**. L'estimation de l'impact du dépistage anténatal est d'autant plus importante que l'incidence des séroconversions maternelles est élevée et que le risque de transmission au fœtus est grand.

Et plus la proportion d'atteintes sévères sera élevée, plus le coût généré par leur prise en charge aura des conséquences sur le ratio coût-bénéfice final.

Ainsi, le dépistage anténatal de de la rubeole (et des autres maladies a transmission verticale), est la ligne de défense et doit donc être obligatoire pour toute femme en âge de procréer, l'idéal serait de le réaliser en prénuptial ou en pré conceptionnel.

La découverte d'une séropositivité avant une grossesse permet de préparer sa prise en charge dans de meilleures conditions.

Toute consultation où un médecin reçoit une femme ou un couple désireux d'avoir un enfant doit permettre de les informer sur les infections à transmission verticale et de proposer un dépistage sérologique.

Education sanitaire tant des femmes en âge de procréer que de leurs époux sur la santé de la reproduction.

Nous proposons que soient diffusés à tout acteur de la santé susceptible de prendre en charge ce groupe de femme, des diagrammes simplifiés de toutes les sérologies à demander chez toute femme en âge de procréer pour faciliter l'interprétation des résultats et permettre une prise en charge au cours des différentes situations.

Par ailleurs le suivi échographique est indispensable pour toute femme enceinte à la recherche d'éventuelles malformations inhérentes à certaines maladies à transmission verticales (toxoplasmose, rubéole, syphilis).

La séroprévalence de la rubéole évaluée dans notre étude place notre pays parmi **les zones à taux de réceptivité très élevé (> 25%).**
L'intérêt d'une sérologie préconceptionelle se justifie par deux faits importants :

- La découverte d'une séropositivité au cours de la grossesse pose d'énormes problèmes d'interprétation, un 2éme prélèvement est nécessaire tout en sachant que la présence d'IgM ne témoigne pas toujours d'une infection récente, le recours au test d'avidité qui n'est pas de pratique courantes dans nos laboratoires est alors indispensable.

- Le nombre d'issues en cas de séroconversion rubéolique pendant la gestation est très limité, en effet, aucune thérapeutique efficace pouvant réduire l'impact sur la procréation n'existe à l'heure actuelle, ce qui fait vivre la femme dans une atmosphère de peur, de culpabilité et de tristesse.

En pratique, en dehors de tout contexte clinique infectieux évocateur de rubéole, l'examen systématique ne peut prétendre à rien de plus que de dépister les femmes enceintes séronégatives et à les inciter à se faire vacciner en post partum.

Lors du bilan de déclaration de grossesse, la sérologie de la rubéole doit être systématique, elle doit être refaite en cas de notion de contage ou d'éruption, même si les IgG étaient positives lors d'une grossesse précédente en raison du risque de réinfection. La surveillance sérologique mensuelle (IgG +IgM) doit être obligatoire chez toute femme enceinte séronégative jusqu'au 4ème mois de la grossesse et juste avant l'accouchement.

En cas de séroconversion, évaluer le risque pour la procréation pour pouvoir proposer une attitude pesée et réfléchie (IVG ou poursuite de la grossesse).

Nous pouvons cependant atteindre le problème en amont, et permettre à la femme de vivre sa grossesse comme un phénomène heureux et sans risque, en lui conférant une immunité antirubéolique qui la protégera de tout risque de contamination et protégera sa progéniture des complications fatales de cette maladie et ce par le biais de la vaccination.

En effet, La vaccination antirubéolique dans notre pays serait bénéfique pour plusieurs raisons :

1. des études récentes ont montré une incidence non négligeable de SRC, particulièrement dans les pays qui connaissent une amélioration progressive du niveau socio-économique [42].

Si nous ne disposons d'aucune statistique nationale concernant le SRC, il est clair que son existence ne fait aucun doute.

De nombreux facteurs peuvent influencer le choix d'une stratégie de vaccination contre la rubéole.

L'âge de la vaccination devrait être choisi de manière à ce que les couvertures vaccinales soient très élevées sinon, les pourcentages de femmes séronégatives risquent de rester inchangés ou même d'augmenter. Après application de la stratégie sélective, le taux des femmes en âge procréer réceptives à la maladie est resté élevé,.

Dans les pays qui vaccinent uniquement les filles à un âge plus avancé, les pourcentages de femmes séronégatives sont plus élevés :
12 % en Italie et 8 % en Allemagne par exemple [83].

Ceci serait dû au fait que dans ce type de stratégie vaccinale les couvertures sont généralement moins élevées que dans les stratégies visant à vacciner tous les enfants des deux sexes et en bas âge.

L'OMS recommande la stratégie d'immunisation combinée (jeunes enfants, écolières et toute femme en âge de procréer) sur la base des résultats obtenus par les pays qui ont adopté ce schéma en comparaison à d'autres qui ont choisi

Selon Plotkin [49,83], la vaccination :
- ➤ de tous les nourrissons parviendrait à éradiquer la rubéole congénitale d'ici 30 à 40 ans,
- ➤ celle des écolières d'ici 10 à 20 ans,
- ➤ celle des femmes adultes, immédiatement, à condition que la couverture atteigne 100 %.

Cette stratégie d'immunisation combinée a été appliquée dans 61 % des pays industrialisés ; 9 % ont fait état d'une immunisation sélective des femmes et/ou des écolières et 31 % de la seule immunisation des enfants.
Grâce à une vaccination large des enfants des deux sexes dès le jeune âge, des pays comme la Finlande, la Suède, la Grande-Bretagne et la Hollande ont pu ramener la proportion de femmes séronégatives à des chiffres très bas, inférieurs à 2 %[83] .

Aucun pays d'Afrique, en dehors de la Libye (12 mois, 18 mois) n'avait mis en place une politique vaccinale avant 2005.

En 2005, **le Maroc et la Tunisie** ont joint à leur programme la vaccination contre la rubéole , il s'agit d'un vaccin scolaire intéressant les enfants (exclusivement les filles pour la Tunisie) en 6ème année.

L'Egypte a ciblé les nourrissons à partir de 18 mois.

La durée de l'immunité induite par le vaccin est une préoccupation particulièrement importante.
La protection doit durer jusqu'à l'âge de 40 ans environ.
Il est donc nécessaire de suivre et d'évaluer l'évolution sérologique sur plusieurs décennies.
Soulignons l'intérêt de faire une vaccination de rattrapage à toute les femmes enceintes séronégatives dans le post-partum immédiat

2. L'endémicité de la rubéole dans les pays n'ayant pas introduit la vaccination systématique du nourrisson contre la rubéole alourdit de manière très significative le programme d'élimination de la rougeole étant donné le fait qu'un grand nombre des cas d'exanthèmes fébriles sont des cas de rubéole.
A titre d'exemple, Les données de la surveillance virologique menée dans le cadre de l'élimination totale du virus de la rougeole en Tunisie, montrent que plus de 50 % des cas d'éruptions fébriles suspects investigués au laboratoire sont en fait des cas de rubéole [84] .

C'est ainsi qu'il a été recommandé, pour les pays qui s'engagent dans un programme d'élimination de la rougeole, d'introduire la vaccination contre la rubéole dans le double but de prévenir le SRC et d'alléger le programme d'élimination de la rougeole [42].

En Algérie, il n'existe pas actuellement, de système national permettant le recensement des cas de SRC.

Nous ne disposons d'aucune donnée précise concernant la séroprévalence de la rubéole ou du SRC.

Nos résultats indiquent cependant, au moins, que le risque de SRC, existe et sa fréquence n'est certainement pas négligeable , Ce qui incite à considérer l'introduction de la vaccination anti-rubéole dans le programme national d'autant plus que notre pays s'est engagé dans un programme d'élimination de la rougeole et que cette vaccination, en réduisant l'incidence de la rubéole, allégera la surveillance des éruptions fébriles ;

Par ailleurs, elle ne poserait pas de problèmes logistiques puisqu'elle peut être couplée à la vaccination contre la rougeole.

L'avenir c'est maintenant !

Bibliographie

1. (2005) OMS, mères et enfants sont importants et il en va de même de leur santé Rapport sur la santé dans le monde.
2. Dwork D (1987) The milk option. An aspect of the history of the infant welfare movement in England 1898-1908. Medical history 31: 51-69.
3. Jenner L (2006) Howse rapport de «March of Dimes» Le bilan caché de la mort et du handicap des enfants.
4. Gregg NM (1991) Congenital cataract following German measles in the mother. 1941. Aust N Z J Ophthalmol 19: 267-276.
5. Chantler J , Wolinsky JS, A T (2001) Rubella virus. Philadelphia/USA: Lippincott Williams & Wilkins. 963-990 p.
6. Oker-Blom C (1984) The gene order for rubella virus structural proteins is NH2-C-E2-E1-COOH. Journal of virology 51: 354-358.
7. Frey TK (1994) Molecular biology of rubella virus. Advances in virus research 44: 69-160.
8. Petruzziello R, Orsi N, Macchia S, Rieti S, Frey TK, et al. (1996) Pathway of rubella virus infectious entry into Vero cells. The Journal of general virology 77 (Pt 2): 303-308.
9. Dominguez G, Wang CY, Frey TK (1990) Sequence of the genome RNA of rubella virus: evidence for genetic rearrangement during togavirus evolution. Virology 177: 225-238.
10. (2005) World Health Organization. Standardization of the nomenclature for genetic characteristics of wildtype rubella viruses Wikly Epidemiol Rec 80 SRC - GoogleScholar: 126-132.
11. Best JM, Castillo-Solorzano C, Spika JS, Icenogle J, Glasser JW, et al. (2005) Reducing the Global Burden of Congenital Rubella Syndrome: Report of the World Health Organization Steering Committee on Research Related to Measles and Rubella Vaccines and Vaccination, June 2004. Journal of Infectious Diseases 192: 1890-1897.
12. Miller E (1990) Rubella reinfection. Archives of disease in childhood 65: 820-821.
13. Morgan-Capner P, Tedder RS, Mace JE (1983) Rubella-specific IgM reactivity in sera from cases of infectious mononucleosis. The Journal of hygiene 90: 407-413.
14. Frey T (1994) Report of an international meeting on rubella vaccines and vaccination, 9 August 1993, Glasgow, United Kingdom. The Journal of infectious diseases 170: 507-509.
15. Das B, Lakhani P Ku rtz J Congenital rubella after previousmaternal immunity. Arch Dis Child 19 9 0 6 54 5 SRC - GoogleScholar: 5-6.
16. Aboudy Y, Fogel A, Barnea B, J. Subclinical rubella infection during pregnancy followed by transmission of virus to the fetus. 19 97 34 SRC - GoogleScholar: 273-276.
17. Hornstein L, Levy U, Fogel A, J., N. Clinical rubella with virus transmission to the fetus in a pregnant woman considered to be immune. 19 8 8 319 SRC - GoogleScholar: 1415-1416.
18. Lee JY, Bowden DS (2000) Rubella virus replication and links to teratogenicity. Clinical microbiology reviews 13: 571-587.
19. Best JM, Banatvala JE, Morgan-Capner P, Miller E (1989) Fetal infection after maternal reinfection with rubella: criteria for defining reinfection. BMJ (Clinical research ed) 299: 773-775.
20. Picone O L. Grangeot-KerosRubéole et grossesse EMC-Gynécologie Obstétrique. 2: 343-353.
21. Zgorniak-Nowosielsk I, Zawilinsk B, Encycl M, Elsevier SAS (2003) Böttige M et Rubéole : les problèmes du XXe siècle persistent. d Chir Editions Scientifiques et Mdicales Paris tous droits rservs GyncologieObsttrique B 5 p 10 SRC - GoogleScholar: 5-039.
22. Ford DK, Reid GD, Tingle AJ, Mitchell LA, Schulzer M (1992) Sequential follow up observations of a patient with rubella associated persistent arthritis. Annals of the rheumatic diseases 51: 407-410.

23. Huraux JM Togaviridae : virus de la rubeole. I_0n i A Mammette Virologle m6dicale Presse Universitaire de Lyon Eds pp 2002 SRC - GoogleScholar: 315-322.
24. Stahl FW, Stahl MM, Young L, Kobayashi I (1982) Chi-stimulated recombination between phage lambda and the plasmid lambda dv. Genetics 102: 599-613.
25. Safed AA, Lange LS Guillain-Barre Syndrome after rubella. Postgrad Med J 54 1978 SRC - GoogleScholar: 333-334.
26. Mahy BWJ, Meulen V (2005) ter editors.
27. Grangeot-Keros L (2005) Les Difficultés d'Interprétation De La Sérologie De La Rubéole. Revue Française des Laboratoires 2005: 41-47.
28. Skendzel LP (1996) Rubella immunity. Defining the level of protective antibody. Am J Clin Pathol 106: 170-174.
29. Morgan-Capner P, Tedder RS, Mace JE (1983) Rubella-specific IgM reactivity in sera from cases of infectious mononucleosis. J Hyg 90: 407-413.
30. Grangeot-Keros L, Nicolas JC, Bricout F, Pillot J Rubella reinfection and the fetus: N Engl J Med. 1985 Dec 12;313(24):1547.
31. Denoyel GA, Gaspar A, Peyramond D, Dumont M Prolonged excretion of rubella IgM antibody in two pregnant women: Lancet. 1982 Jul 24;2(8291):214.
32. Tourte-Schaefer C, Dupouy-Camet J, Lapierre J (1987) Contribution à l'étude de la toxoplasmose chez les femmes enceintes au C.H.U. de Lomé (Togo). Médecine d'Afrique Noire 34: 639-641.
33. Grangeot-Keros L (2001) L'avidité des IgG: implications en infectiologie. Immuno-analyse & Biologie Spécialisée 16: 87-91.
34. Dussaix E, Chantot S, Harzic M, Grangeot-Keros L (1996) CMV-IGG avidity and CMV-IGM concentration in both immunocompromised and immunocompetent patients. Pathol Biol 44: 405-410.
35. Hedman K, Lappalainen M, Hedman L, Söderlund M (1993), Avidity of IgG in serodiagnosis of infectious diseases. Rev Med Microbiol 4 SRC - GoogleScholar: 123-129.
36. Pereira L, Maidji E, McDonagh S, Tabata T (2005) Insights into viral transmission at the uterine-placental interface. Trends Microbiol 13: 164-174.
37. Marret H, Degea S, Goudeau A, Pierre F (1996) Rubéole et grossesse. Encycl Med Chir Elsevier Pa r i s Gy n c olo gie Obsttrique B 6p 10 SRC - GoogleScholar: 5-039.
38. Koi H, Zhang J, Parry S (2001) The mechanisms of placental viral infection. Ann N Y Acad Sci 943: 148-156.
39. Robertson SE, Featherstone DA, Gacic-Dobo M, Hersh BS (2003) Rubella and congenital rubella syndrome: global update. Rev Panam Salud Publica 14: 306-315.
40. Robertson SE, Cutts FT, Samuel R, Diaz-Ortega JL (1997) Control of rubella and congenital rubella syndrome (CRS) in developing countries, Part 2: Vaccination against rubella. Bull World Health Organ 75: 69-80.
41. Ingrand D (2003) Diagnostic anténatal des infections rubéoliques. Revue Française des Laboratoires 2003: 41-45.
42. Cutts FT, Robertson SE, Diaz-Ortega JL, Samuel R (2001) Control of rubella and congenital rubella syndrome (CRS) in developing countries, part burden of disease from CRS. Bull World Health Organ 75 1 SRC - GoogleScholar: 55-68.
43. Picone O, Grangeot-Keros L (2005) Rubéole et grossesse. EMC - Gynécologie-Obstétrique 2: 343-353.
44. Miller E, Cradock-Watson JE, Pollock TM (1982) Consequences of confirmed maternal rubella at successive stages of pregnancy. Lancet 2: 781-784.
45. Morgan-Capner P, Miller E, Vurdien JE, Ramsay ME (1991) Outcome of pregnancy after maternal reinfection with rubella. CDR 1: R57-59.
46. Zgorniak-Nowosielsk I, Böttige M, B. Z (2003) Rubéole : les problèmes du XXe siècle persistent Encycl Méd Chir , Gynécologie/Obstétrique 5-039-B-10: 5 p.

47. Enders G, Nickerl-Pacher U, Miller E, Cradock-Watson JE (1988) Outcome of confirmed periconceptional maternal rubella. Lancet 1: 1445-1447.
48. (2013) Prevention of Measles, Rubella, Congenital Rubella Syndrome, and Mumps, 2013: Summary Recommendations of the Advisory Committee on Immunization Practices (ACIP). MMWR Recomm Rep 62: 1-34.
49. Plotkin SA, Higgins R, Kurtz JB, Morris PJ, Campbell DA, et al. (1994) Multicenter trial of Towne strain attenuated virus vaccine in seronegative renal transplant recipients. Transplantation 58: 1176-1178.
50. Givens KT, Lee DA, Jones T, Ilstrup DM (1993) Congenital rubella syndrome: ophthalmic manifestations and associated systemic disorders. The British journal of ophthalmology 77: 358-363.
51. Givens KT, Lee DA, Jones T, Ilstrup DM (1993) Congenital rubella syndrome: ophthalmic manifestations and associated systemic disorders. Br J Ophthalmol 77: 358-363.
52. O Neill JF (1998) The ocular manifestations of congenital infection : a study of the early effect and long-term out come of maternally transmitted rubella and toxoplasmosis. Trans Am Ophthalmol soc 96: 813-879.
53. Mirlesse V, Jacquemard F, Daffos F, Encycl M (1996) Embryofoetopathies. d. Chir (Elsevier, Paris), Pédiatrie, 4002-X- , 19p. 10 SRC - GoogleScholar.
54. Hall AJ, Peckham CS (1997) Infections in childhood and pregnancy as a cause of adult disease--methods and examples. British medical bulletin 53: 10-23.
55. Giovangrandi Y, Costa J, Malka D Maladies infectieuses aucours de la grossesse. Rev Prat 19 9 5 4 20 6 3 5 SRC - GoogleScholar: 5-8.
56. Rebiere I, Goulet V, France BEH (1990) Infections rubéoliques confirmées par laboratoire chez la femme enceinte et le nouveauné en 19 9 2. 23 SRC - GoogleScholar: 101-103.
57. Jacquemard F, Capella-Pavlovski M, Daffos F Apport de l'échographie au diagnostic et à l'établissement du pronostic des principales infections foetales. Med Foet Echog Gyncol 19 9 4 18 SRC - GoogleScholar: 16-23.
58. Callen PW, B. W (2000) Ultrasound in obstetric and gynaecology. Philadelphia.
59. (1989) Rubella vaccination during pregnancy--United States, 1971-1988. MMWR Morb Mortal Wkly Rep 38: 289-293.
60. Bar-Oz B, Levichek Z, Moretti ME, Mah C, Andreou S, et al. (2004) Pregnancy outcome following rubella vaccination: a prospective controlled study. Am J Med Genet A 15: 52-54.
61. Tingle AJ, Mitchell LA, Grace M, Middleton P, Mathias R, et al. (1997) Randomised double-blind placebo-controlled study on adverse effects of rubella immunisation in seronegative women. The Lancet 349: 1277-1281.
62. Pehlivan E, Karaoglu L, Ozen M, Gunes G, Tekerekoglu MS, et al. (2007) Rubella seroprevalence in an unvaccinated pregnant population in Malatya, Turkey. Public Health 121: 462-468.
63. Semerikov VV, Lavrentyeva IN, Popov VF, Fletcher MA, Kolotov ME (2000) Rubella in the Russian Federation: epidemiological features and control measures to prevent the congenital rubella syndrome. Epidemiol Infect 125: 359-366.
64. Dromigny JA, Pecarrere JL, Ollivier G, Leroy F, Zeller HG (1996) [Seroprevalence of rubella in pregnant women at Antananarivo. Study of 853 sera at the Pasteur Institute in Madagascar]. Arch Inst Pasteur Madagascar 63: 53-55.
65. Dromigny JA, Nabeth P, Perrier Gros Claude JD (2003) Evaluation of the seroprevalence of rubella in the region of Dakar (Senegal). Trop Med Int Health 8: 740-743.
66. Dayan GH, Panero MS, Urquiza A, Molina M, Prieto S, et al. (2005) Rubella and measles seroprevalence among women of childbearing age, Argentina, 2002. Epidemiol Infect 133: 861-869.
67. Tolfvenstam T, Enbom M, Ghebrekidan H, Ruden U, Linde A, et al. (2000) Seroprevalence of viral childhood infections in Eritrea. J Clin Virol 16: 49-54.

68. Bartoloni A, Bartalesi F, Roselli M, Mantella A, Dini F, et al. (2002) Seroprevalence of varicella zoster and rubella antibodies among rural populations of the Chaco region, south-eastern Bolivia. Trop Med Int Health 7: 512-517.
69. Mrabet KE, Poitevin M, Vial J, Pichon V, Amarouche S, et al. (2006) An interlaboratory study to evaluate potential matrix reference materials for herbicides in water. Journal of chromatography A 1134: 151-161.
70. Nejmi H, lkassmi S (2000) immunitaire de la femme marocaine vis-à-vis de la rubéole et de la toxoplasmose. Congres national de Neonatologie Meknes Maroc 20 SRC - GoogleScholar.
71. Khemiri B, Mahjoub S, Hmid RB, Lebbi I, Abed A, et al. (1997) [Seroprevalence of toxoplasmosis and rubella in a pregnant population seen at CMNTRT department A]. La Tunisie medicale 75: 788-793.
72. Hinman AR (1985) Prevention of Congenital Rubella Infection: Symposium Summary. Review of Infectious Diseases 7: S212-S215.
73. Bukbuk DN, el Nafaty AU, Obed JY (2002) Prevalence of rubella-specific IgG antibody in non-immunized pregnant women in Maiduguri, north eastern Nigeria. Central European journal of public health 10: 21-23.
74. Hyde TB, Kruszon-Moran D, McQuillan GM, Cossen C, Forghani B, et al. (2006) Rubella immunity levels in the United States population: has the threshold of viral elimination been reached? Clin Infect Dis. Nov 143 Suppl 3 SRC - GoogleScholar: S146-150.
75. Sasmaz T, Kurt AO, Ozturk C, Bugdayci R, Oner S (2007) Rubella seroprevalence in women in the reproductive period, Mersin, Turkey. Vaccine 25: 912-917.
76. Odland JØ, Sergejeva IV, Ivaneev MD, Jensen IP, Stray-Pedersen B (2001) Seropositivity of cytomegalovirus, parvovirus and rubella in pregnant women and recurrent aborters in Leningrad County, Russia. Acta obstetricia et gynecologica Scandinavica 80: 1025-1029.
77. Dayan GH, Panero MS, Urquiza A, Molina M, Prieto S, et al. (2005) Rubella and measles seroprevalence among women of childbearing age, Argentina, 2002. Epidemiology and infection 133: 861-869.
78. Turgut M, Alhan C, Cihangiroglu M, Topcuoglu MS (2004) Isolated giant intrathoracic meningocele associated with vertebral corpus deformity. Interactive cardiovascular and thoracic surgery 3: 381-383.
79. Pehlivan E (2006) Rubella seroprevalence in an unvaccinated pregnant population in Malatya, Turkey. Public Health , doi:10.1016/j.puhe..09.021.
80. Seker S, Abasiyanik MF, Salih BA (2004) Rubella immune status of pregnant and non-pregnant women in Istanbul, Turkey. Saudi medical journal 25: 575-579.
81. Rusch E Thélot B, Dictionnaire de l'information en santé publique, édition Frison-Roche, Paris. 1996 SRC - GoogleScholar.
82. Beaulieu M D, Hudon E, Roberge D, Forté D, J. L (1998.) Intégration des activités de prévention aux pratiques médicales: sommes-nous tous sur la même longueur d'ondes? .
83. WHO (2006) Rubella and Congenital Rubella Syndrome [CRS]. [updated August 25; cited October Available from: http://www.who.int/immunization monitoring/diseases/rubella/en/index.html.).
84. Bahri O, Ben Halima M, Ben Ghorbal M, Dali K, Arrouji Z, et al. (2003) Measles surveillance and control in Tunisia: 1979-2000. Vaccine 21: 440-445.

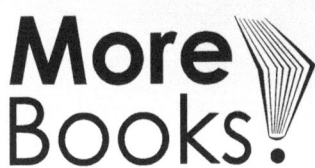 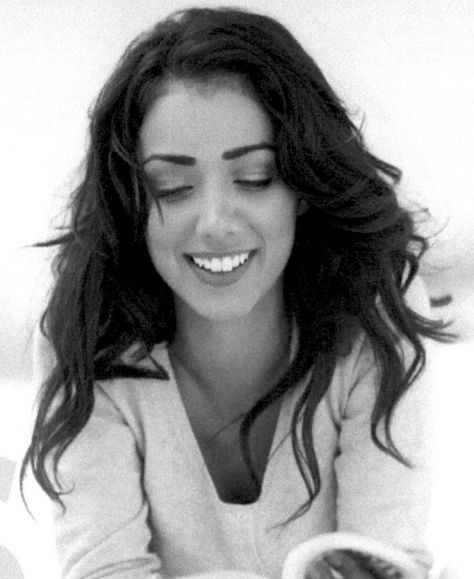

Oui, je veux morebooks!

i want morebooks!

Buy your books fast and straightforward online - at one of world's fastest growing online book stores! Environmentally sound due to Print-on-Demand technologies.

Buy your books online at
www.get-morebooks.com

Achetez vos livres en ligne, vite et bien, sur l'une des librairies en ligne les plus performantes au monde!
En protégeant nos ressources et notre environnement grâce à l'impression à la demande.

La librairie en ligne pour acheter plus vite
www.morebooks.fr

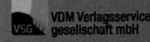 VDM Verlagsservicegesellschaft mbH
Heinrich-Böcking-Str. 6-8   Telefon: +49 681 3720 174   info@vdm-vsg.de
D - 66121 Saarbrücken   Telefax: +49 681 3720 1749   www.vdm-vsg.de

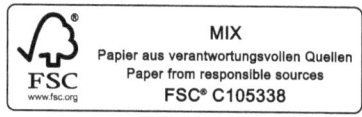

Printed by Books on Demand GmbH, Norderstedt / Germany